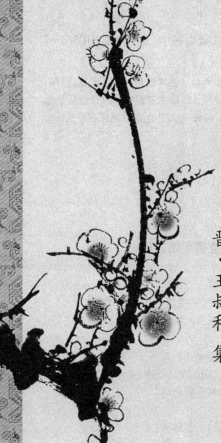

金匮要略方论

汉·张仲景 述

晋·王叔和 集

人民卫生出版社

图书在版编目（CIP）数据

金匮要略方论/汉·张仲景等述. —北京：
人民卫生出版社，2012.3
ISBN 978-7-117-15330-0

Ⅰ.①金… Ⅱ.①汉… Ⅲ.①金匮要略方论
Ⅳ.①R222.3

中国版本图书馆 CIP 数据核字（2012）第 010361 号

| 人卫智网 | www. ipmph. com | 医学教育、学术、考试、健康，购书智慧智能综合服务平台 |
| 人卫官网 | www. pmph. com | 人卫官方资讯发布平台 |

金匮要略方论

著　　者：汉·张仲景　晋·王叔和
出版发行：人民卫生出版社（中继线 010-59780011）
地　　址：北京市朝阳区潘家园南里 19 号
邮　　编：100021
E – mail：pmph @ pmph. com
购书热线：010-59787592　010-59787584　010-65264830
印　　刷：三河市宏达印刷有限公司
经　　销：新华书店
开　　本：850×1168　1/32　印张：4.5
字　　数：89 千字
版　　次：2012 年 3 月第 1 版　2025 年 3 月第 1 版第 22 次印刷
标准书号：ISBN 978-7-117-15330-0
定　　价：17.00 元

打击盗版举报电话：010-59787491　E-mail：WQ @pmph. com
质量问题联系电话：010-59787234　E-mail：zhiliang @ pmph. com

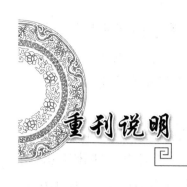

重刊说明

中国的传世古籍浩如烟海，"处则充栋宇，出则汗牛马"（余嘉锡先生语），其中，中医古典医籍占有重要的地位。据不完全统计，存世的中医古籍超过一万种，若包括不同版本在内，数量可达数万册，是中医文化宝库中之瑰宝。这些珍贵的中医文化遗产是当代中医药学继承和创新的源泉，蕴藏着精深的无可替代的学术价值和使用价值。大凡古今医家，无不是谙熟中医经典而创立新说，中医经典不仅是中医理论的基础，更是中医临床坚强的基石。

20世纪60年代初，我社即着手组织知名学者对最为重要的经典古籍，如《黄帝内经素问》（王冰注）、《灵枢经》、《伤寒论》等进行了科学而严谨的校勘整理工作，为中医教学、科研、临床提供了优秀的参考书，这批图书被学界统称为"梅花本"（因封面印有梅花而得名）。由于所选版本精良，句读清晰，校勘精准，在中医界产生了深远影响，一向被中医界尊为中医必读的范本，流传甚广，对中医学术的发展产生了深远影响。

"梅花本"古籍共 6 本(《黄帝内经素问》、《灵枢经》、《金匮要略方论》、《注解伤寒论》、《温病条辨》、《时病论》)。多年来,一直为读者心目中苦苦追寻,1994 年虽曾重刊,但现已断货多年。

　　为了满足广大读者需要,我社决定进行重刊。此次重刊主要做了以下工作:①修改原书中一些排版错误;②有部分原书为繁体字,此次皆改为简体字;③原书中异体字、特定用字原则上保留;④适当增加检索功能,如方剂索引等。

人民卫生出版社

2012 年 1 月

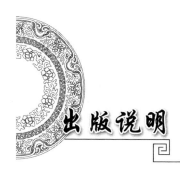 **出版说明**

　　本书是据商务印书馆 1955 年出版的《新编金匮要略方论》排印的。

　　原本系用《丛书集成》旧版重印,而《集成》本原据《古今医统正脉全书》本排版。商务印书馆在重印之前,复据《医统》本,并参考明万历赵开美本及涵芬楼藏明刊本,予以校对。属于排印错误的,均加改正;凡与各本互有出入的,于校勘后记列表说明。

　　现在,我们又进行了标点,整理了目录,以便于读者阅读参考。

人民卫生出版社

1963 年 1 月

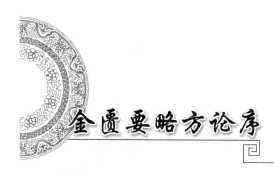

金匮要略方论序

张仲景为《伤寒杂病论》合十六卷，今世但传《伤寒论》十卷，杂病未见其书，或于诸家方中载其一二矣。翰林学士王洙在馆阁日，于蠹简中得仲景《金匮玉函要略方》三卷：上则辨伤寒，中则论杂病，下则载其方，并疗妇人，乃录而传之士流，才数家耳。尝以对方证对者，施之于人，其效若神。然而或有证而无方，或有方而无证，救疾治病其有未备。国家诏儒臣校正医书，臣奇先校定《伤寒论》，次校定《金匮玉函经》，今又校成此书，仍以逐方次于证候之下，使仓卒之际，便于检用也。又采散在诸家之方，附于逐篇之末，以广其法。以其伤寒文多节略，故断自杂病以下，终于饮食禁忌，凡二十五篇，除重复合二百六十二方，勒成上、中、下三卷，依旧名曰：《金匮方论》。臣奇尝读《魏志·华佗传》云：出书一卷曰："此书可以活人。"每观华佗凡所疗病，多尚奇怪，不合圣人之经。臣奇谓活人者，必仲景之书也。大哉！炎农圣法，属我盛旦，恭惟主上丕承大统，抚育元元，颁行方书，拯济疾苦，使和气盈溢，而万物莫不尽和矣。

太子右赞善大夫臣高保衡、尚书都官员外郎臣孙奇、尚书司封郎中充秘阁校理臣林亿等传上

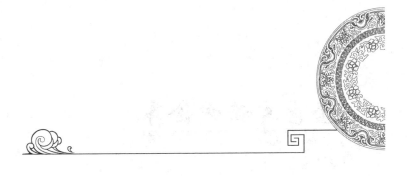

　　大明应天徐镕谨按:《文献通考》二百二十二卷中
《金匮玉函经》八卷条下,晁氏曰:汉张仲景撰,晋王叔和
集。设答问杂病形证脉理,参以疗治之方,仁宗朝王洙得
于馆中,用之甚效,合二百六十二方。据此,并前林序云
依旧名曰:《金匮方论》,则王洙馆中所得:名曰:《金匮玉
函要略方》,系五代时改名耳。所以《通考》只云:《金匮
玉函经》也。是《金匮玉函经》元时已无矣。夫《金匮玉
函经》八卷,东汉张仲景祖书名也。《金匮方论》三卷,
《伤寒论》十卷,似西晋王叔和选集撰次后,俗传书名也。
若《金匮玉函要略方》,五代及宋相沿书名也。今单名
《金匮要略》而去其"玉函"二字,愈远而愈失其真矣。又
据晋皇甫谧《甲乙》云:仲景论广伊尹汤液,用之多验;王
叔和撰次仲景选论甚精,指事施用,即今俗所分《伤寒
论》、《金匮要略》是也。孙真人《千金》云:江南诸师,秘
仲景伤寒方法不传,是叔和选论,思邈亦未曾研也。惟文
潞公《药准》云:仲景为群方之祖。朱奉议《活人书》云:
古人治伤寒有法,治杂病有方,葛稚川作《肘后》,孙真人
作《千金》,陶隐居作《集验》,玄晏先生作《甲乙》,其论

伤寒治法者,长沙太守一人而已。华佗指张长沙《伤寒论》为"活人书",昔人又以"金匮玉函"名之,其重于世如此。然其言雅,非精于经络,不能晓会。若孙思邈则未能详仲景之用心者,是宋时才分《伤寒论》、《金匮要略》为二书也。成聊摄《明理论》云:自古诸方历岁浸远,难可考评,惟仲景之方,最为众方之祖。是以仲景本伊尹之法,伊尹本神农之经,医帙之中,特为枢要,参今法古,不越毫末,乃大圣之所作也。刘河间《原病式》云:自黄帝之后二千五百有余年,有仲景方论一十六卷,使后之学者有可依据,文亦玄奥,以致今之学者尚为难焉。故今人所习,皆近代方论而已,但究其末而不求其本。唯近世朱奉议多得其意,遂以本仲景之论,而兼诸书之说,作《活人书》。其言直,其类辩,使后学者易为寻检施行,故今之用者多矣。据河间十六卷之言,此时仲景书尚未分伤寒、杂病为二门也。或《金匮玉函经》八卷,坊间分作十六卷,亦未可知。故东垣《内外伤辩惑论》曰:易张先生云:仲景药为万世法,号群方之祖,治杂病若神,后之医者,宗《内经》法,学仲景心,可以为师矣。王海藏《此事难知》云:余读医书几十载矣,所仰慕者,仲景一书为尤。然读之未易洞达其趣,欲得一师指之,遍国中无有能知者。故于《医垒元戎》云:折中汤液,万世不易之法,当以仲景为祖。又云:《金匮玉函要略》、《伤寒论》皆张仲景祖神农、法伊尹、体箕子而作也。唐宋以来,如孙思邈、葛稚川、朱奉议、王朝奉辈,其余名医虽多,皆不出仲景书。又汤液本草于孙、葛、朱、王外,添王叔和、范汪、胡洽、钱仲阳、成无己、陈无择云,其议论方定,增减变易,千状万态,无有一毫不出于仲景者;洁古张元素、其子张璧、东垣李明之,皆祖张仲景汤液,惜乎世莫有能知者。又云:仲景广汤液为大法,晋宋以来号名医者,皆出于此。又按丹溪《局方发挥》或问曰:仲景治伤寒一百一十三方,治杂病《金匮要略》二十有三门,何也?答曰:仲景诸方,实万世医门之规矩准绳也。后之欲为方圆平直者,必于是而取则焉。曰:《要略》之方,果足用乎?曰:天地气化无穷,人身之病亦变化无穷,仲景之书载道者也。医之良者,引例推类,可谓无穷之应用。借令略有加减修合,终难逾越矩度。又曰:圆机活法,《内经》具举,与经意合者,仲景书也。仲景因病以制方,局方制药以俟病,据数家说,是元末及我国朝初医家方分伤寒、杂病为二家也。只因聊摄七十八岁撰成《明理论》,八十岁时注完《伤寒论》,未暇注《金匮论》,所以俗医分为二门,致今时众口一辞,诮仲景能治伤寒而不能疗杂证也。冤哉!余素慨《金匮方论》与《伤寒论》暌离孤处,及《注解伤寒论》又《明理论》乖散失群,已近五百年。因谋诸新安师古吴君校寿一梓,成济暌而得会遇,庶业医者,弗致得此失彼,各自专门为粗陋,又冀华剑复合,昌镜再圆,天作之合云尔。

　　　万历戊戌孟夏吉日匿迹市隐逸人谨识

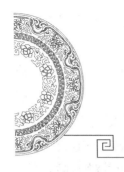

大明应天徐镕按:林亿序云:二十五篇,除重复,合二百六十二方,于是就古本、新本篇下所注之数,通计之止得二百四十六,然果实菜谷篇下古本、新本俱阙注数,恐校正时序数如此。篇注如彼,忽略脱误也。并此脱落一十二首,亦仅得二百五十八耳!较之犹欠四首及数目录,亦二百五十八。其中重出者一十六方,脱落者一十九方,若腹满证大承气汤,宿食证却云见前。痉病中水气篇防己黄芪汤,附方后却云见风湿中,乃卷内之重也。因去之。湿证中白术附子汤,中风篇术附汤、八味圆、妇人杂病篇肾气圆,品味分两虽同,方名则异。因存之。其厚朴三物汤、厚朴大黄汤、小承气汤,方名虽异,药味并同,分两参差,神妙莫测,非叔和不能集,仲景不能述,又非今世医者所能骤而窥也,因赞之。若黄连粉、梨芦甘草汤、附子汤、阳旦汤、胶姜汤,卷注云虽未见,则照杏子汤目录而补之。苦参汤,卷中未注未见,恐校正时误脱也。因取庞安时及《千金》等而补附遗。若麻黄杏人薏苡甘草等汤一十三方,则据卷中所有而添目录,以实除重复,合二百六十二方之数也。其寒疝附方乌头汤注云:方见上。上系乌头煎、乌头桂枝汤,若乌头汤载在中风篇,因未睹《外台》,只得存其疑也。痰饮篇及妇人杂病篇小青龙汤,并云见肺痈中,乃是小青龙加石膏汤也。其小青龙汤方,则见咳嗽中。若五劳斲齿等证形状病源,间采《巢氏病源》,另为一篇,附于卷末,以便初学私淑集注之意也。或曰:林亿等校勘,脱误重复,焉能为有? 余曰:《活人书》奉议公之手笔也,方尚重复,况此论校者非一人,正者非一手,仲景没而微言绝,虽有《病源》《千金》,辞愈烦而理愈晦,正医道如缕之秋也。奈校方论时,医学才开,胸中无主,又且术业素异,居养不同,或执己私,失于商较,焉知不无差讹哉! 余今亿度于千载之后,聊附鄙语,以俟明哲更为正之。若篇注论几首,脉证几条,台头高下,有圈无圈,则仍旧本所书云。

时万历乙酉夏至日识

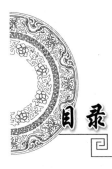

目录

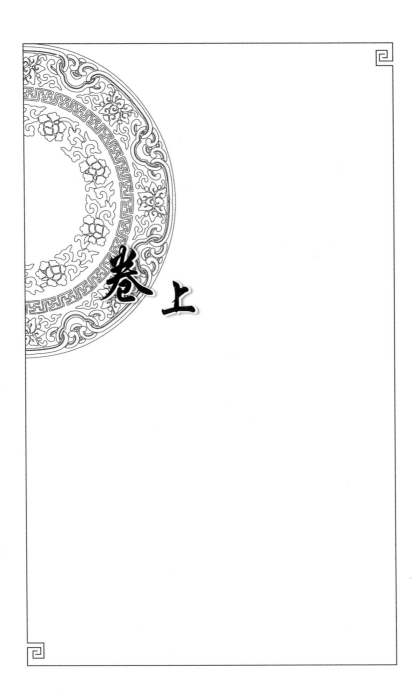

卷上

脏腑经络先后病脉证第一

论十三首　脉证二条

问曰:上工治未病,何也? 师曰:夫治未病者,见肝之病,知肝传脾,当先实脾,四季脾王不受邪,即勿补之。中工不晓相传,见肝之病,不解实脾,惟治肝也。夫肝之病,补用酸,助用焦苦,益用甘味之药调之。酸入肝,焦苦入心,甘入脾,脾能伤肾;肾气微弱,则水不行;水不行,则心火气盛则伤肺;肺被伤,则金气不行;金气不行,则肝气盛,则肝自愈,此治肝补脾之要妙也。肝虚则用此法,实则不再用之。经曰:虚虚实实,补不足,损有余。是其义也。余脏准此。

夫人禀五常,因风气而生长,风气虽能生万物,亦能害万物。如水能浮舟,亦能覆舟。若五脏元贞通畅,人即安和,客气邪风,中人多死。千般疢难,不越三条:一者,经络受邪,入脏腑为内所因也;二者,四肢九窍,血脉相传,壅塞不通,为外皮肤所中也;三者,房室金刃,虫兽所伤,以凡详之,病由都尽。若人能养慎,不令邪风干忤经络,适中经络,未流传腑脏,即医治之,四肢才觉重滞,即导引吐纳,针灸膏摩,勿令九窍闭塞。更能无犯王法,禽兽灾伤,房室勿令竭之,服食节其冷、热、苦、酸、辛、甘,不遗形体有衰,病则无由入其腠理。

3

腠者,是三焦通会元贞之处,为血气所注;理者,是皮肤脏腑之文理也。

问曰:病人有气色见于面部,愿闻其说。师曰:鼻头色青,腹中痛,苦冷者死一云:腹中冷苦痛者死。鼻头色微黑者,有水气;色黄者,胸上有寒;色白者,亡血也。设微赤非时者死。其目正圆者痉,不治。又色青为痛,色黑为劳,色赤为风,色黄者便难,色鲜明者有留饮。

师曰:病人语声寂然,喜惊呼者,骨节间病,语声喑喑然不彻者,心膈间病;语声啾啾然细而长者,头中病一作痛。

师曰:息摇肩者,心中坚;息引胸中上气者咳;息张口短气者,肺痿唾沫。

师曰:吸而微数,其病在中焦,实也,当下之即愈,虚者不治。在上焦者,其吸促;在下焦者,其吸远,此皆难治。呼吸动摇振振者,不治。

师曰:寸口脉动者,因其王时而动,假令肝王色青,四时各随其色。肝色青而反色白,非其时色脉,皆当病。

问曰:有未至而至,有至而不至,有至而不去,有至而太过,何谓也?师曰:冬至之后,甲子夜半少阳起,少阳之时阳始生,天得温和。以未得甲子,天因温和,此为未至而至也;以得甲子而天未温和,为至而不至也;以得甲子而天大寒不解,此为至而不去也;以得甲子而天温如盛夏五六月时,此为至而太过也。

师曰:病人脉浮者在前,其病在表;浮者在后,其病在里。腰痛背强不能行,必短气而极也。

4

问曰:经云:厥阳独行何谓也? 师曰:此为有阳无阴,故称厥阳。

问曰:寸脉沉大而滑,沉则为实,滑则为气。实气相搏,血气入脏即死,入腑即愈,此为卒厥。何谓也? 师曰:唇口青,身冷,为入脏即死;如身和,汗自出,为入腑即愈。

问曰:脉脱入脏即死,入腑即愈,何谓也? 师曰:非为一病,百病皆然。譬如浸淫疮,从口起流向四肢者,可治;从四肢流来入口者,不可治;病在外者,可治;入里者,即死。

问曰:阳病十八何谓也? 师曰:头痛,项、腰、脊、臂、脚掣痛。阴病十八何谓也? 师曰:咳,上气,喘,哕,咽,肠鸣胀满,心痛拘急。五脏病各有十八,合为九十病;人又有六微,微有十八病,合为一百八病,五劳、七伤、六极、妇人三十六病,不在其中。清邪居上,浊邪居下,大邪中表,小邪中里,槃饪之邪,从口入者,宿食也。五邪中人,各有法度,风中于前,寒中于暮,湿伤于下,雾伤于上,风令脉浮,寒令脉急,雾伤皮腠,湿流关节,食伤脾胃,极寒伤经,极热伤络。

问曰:病有急当救里、救表者,何谓也? 师曰:病,医下之,续得下利清谷不止,身体疼痛者,急当救里,后身体疼痛,清便自调者,急当救表也。

夫病痼疾,加以卒病,当先治其卒病,后乃治其痼疾也。

师曰:五脏病各有得者愈;五脏病各有所恶,各随其所不喜者为病。病者素不应食,而反暴思之,必发热也。

夫诸病在脏欲攻之,当随其所得而攻之,如渴者与猪苓汤,余皆仿此。

痉湿暍病脉证第二

太阳病,发热无汗,反恶寒者,名曰刚痉。一作痉,余同太阳病,发热汗出,而不恶寒,名曰柔痉。太阳病,发热脉沉而细者,名曰痉,为难治。太阳病,发汗太多,因致痉。夫风病下之则痉,复发汗必拘急。疮家虽身疼痛,不可发汗,汗出则痉。

病者,身热足寒,颈项强急,恶寒,时头热,面赤目赤,独头动摇,卒口噤,背反张者,痉病也。若发其汗者,寒湿相得,其表益虚,即恶寒甚,发其汗已,其脉如蛇一云:其脉浛浛。暴腹胀大者,为欲解,脉如故;反伏弦者痉。夫痉脉,按之紧如弦,直上下行一作:筑筑而弦。《脉经》云:痉家其脉伏坚,直上下。

痉病有灸疮,难治。

太阳病,其证备,身体强,几几然脉反沉迟,此为痉。栝楼桂枝汤主之。

[栝楼桂枝汤]方

栝楼根二两　桂枝三两　芍药三两　甘草二两　生姜三两　大枣十二枚

上六味,以水九升,煮取三升,分温三服,取微汗。汗不出,食顷啜热粥发。

太阳病,无汗,而小便反少,气上冲胸,口噤不得语,

7

欲作刚痉,葛根汤主之。

[葛根汤]方

葛根四两　麻黄三两,去节　桂二两,去皮　芍药二两　甘草二两,炙　生姜三两　大枣十二枚

上七味,㕮咀,以水一斗,先煮麻黄、葛根,减二升,去沫,内诸药,煮取三升,去滓,温服一升,复取微似汗,不须啜粥。余如桂枝汤法将息及禁忌。

痉为病一本痉字上有刚字,胸满口噤,卧不着席,脚挛急,必齘齿,可与大承气汤。

[大承气汤]方

大黄四两,酒洗　厚朴半斤,炙,去皮　枳实五枚,炙　芒硝二合

上四味,以水一斗,先煮二物取五升,去滓;内大黄煮取二升,去滓;内芒硝,更上火微一二沸,分温再服,得下止服。

太阳病,关节疼痛而烦,脉沉而细一作缓者,此名湿痹《玉函》云:中湿。湿痹之候,小便不利,大便反快,但当利其小便。湿家之为病,一身尽疼一云:疼烦,发热身色如熏黄也。湿家,其人但头汗出,背强欲得被复向火,若下之早则哕,或胸满小便不利,一云利。舌上如胎者,以丹田有热,胸上有寒,渴欲得饮而不能饮,则口燥烦也。湿家,下之,额上汗出,微喘,小便利一云不利者死;若下利不止者亦死。风湿相搏,一身尽疼痛,法当汗出而解,值天阴雨不止,医云:此可发汗。汗之病不愈者,何也? 盖发其汗,汗大出者,但风气去,湿气在,是故不愈也。若治风湿者,发其汗,但微微似欲出汗者,风湿俱去也。湿家病,身疼发

热,面黄而喘,头痛鼻塞而烦,其脉大,自能饮食,腹中和无病,病在头中寒湿,故鼻塞,内药鼻中则愈《脉经》云:病人喘。而无"湿家病"以下至"而喘"十三字。湿家,身烦疼,可与麻黄加术汤发其汗为宜,慎不可以火攻之。

[麻黄加术汤]方

麻黄三两,去节　桂枝二两,去皮　甘草一两,炙　杏仁七十个,去皮尖　白术四两

上五味,以水九升先煮麻黄,减二升,去上沫,内诸药煮取二升半,去滓,温服八合,复取微似汗。

病者一身尽疼,发热,日晡所剧者,名风湿。此病伤于汗出当风,或久伤取冷所致也。可与麻黄杏仁薏苡甘草汤。

[麻黄杏仁薏苡甘草汤]方

麻黄去节,半两,汤泡　甘草一两,炙　薏苡仁半两　杏仁十个,去皮尖,炒

上剉麻豆大,每服四钱,水一盏半,煮八分,去滓温服,有微汗避风。

风湿脉浮,身重汗出恶风者,防己黄芪汤主之。

[防己黄芪汤]方

防己一两　甘草半两,炒　白术七钱半　黄芪一两一分,去芦

上剉麻豆大,每抄五钱七,生姜四片,大枣一枚,水盏半,煎八分,去滓温服,良久再服。喘者加麻黄半两,胃中不和者加芍药三分,气上冲者加桂枝三分,下有陈寒者加细辛三分。服后当如虫行皮中,从腰下如冰,后坐被上,又以一被绕腰下,温令微汗,差。

伤寒八九日,风湿相搏,身体疼烦,不能自转侧,不呕不渴,脉浮虚而涩者,桂枝附子汤主之;若大便坚,小便自利者,去桂加白术汤主之。

[桂枝附子汤]方

桂枝四两,去皮　生姜三两,切　附子三枚,炮去皮,破八片
甘草二两,炙　大枣十二枚,擘

上五味,以水六升,煮取二升,去滓,分温三服。

[白术附子汤]方

白术二两　附子一枚半,炮去皮　甘草一两,炙　生姜一两半,切　大枣六枚

上五味,以水三升,煮取一升,去滓,分温三服。一服觉身痹,半日许再服,三服都尽,其人如冒状,勿怪,即是术附并走皮中,逐水气未得除故耳。

风湿相搏,骨节疼烦,掣痛不得屈伸,近之则痛剧,汗出短气,小便不利,恶风不欲去衣,或身微肿者,甘草附子汤主之。

[甘草附子汤]方

甘草二两,炙　附子一枚,炮去皮　白术二两　桂枝四两,去皮

上四味,以水六升,煮取三升,去滓,温服一升,日三服,初服得微汗则解。能食汗出复烦者,服五合。恐一升多者,服六七合为妙。

太阳中暍,发热恶寒,身重而疼痛,其脉弦细芤迟,小便已,洒洒然毛耸,手足逆冷,小有劳,身即热,口开前板齿燥,若发其汗,则其恶寒甚;加温针则发热甚;数下之则淋甚。

太阳中热者,暍是也,汗出恶寒,身热而渴,白虎加人参汤主之。

[白虎人参汤]方

知母六两　石膏一斤,碎　甘草二两　粳米六合　人参三两

上五味,以水一斗,煮米熟汤成,去滓,温服一升,日三服。

太阳中暍,身热疼重,而脉微弱,此以夏月伤冷水,水行皮中所致也。一物瓜蒂汤主之。

[一物瓜蒂汤]方

瓜蒂二七个

上剉,以水一升,煮取五合,去滓顿服。

百合狐惑阴阳毒病证治第三

论一首　证三条　方十二首

论曰：百合病者，百脉一宗，悉致其病也。意欲食复不能食，常默然，欲卧不能卧，欲行不能行，饮食或有美时，或有不用闻食臭时，如寒无寒，如热无热，口苦小便赤，诸药不能治，得药则剧吐利，如有神灵者，身形如和，其脉微数，每溺时头痛者，六十日乃愈；若溺时头不痛，淅然者，四十日愈；若溺快然，但头眩者，二十日愈。其证或未病而预见，或病四五日而出，或病二十日或一月微见者，各随证治之。

百合病发汗后者，百合知母汤主之。

[百合知母汤]方

百合七枚，擘　　知母三两，切

上先以水洗百合，渍一宿，当白沫出去其水，更以泉水二升，煎取一升，去滓；别以泉水二升煎知母，取一升去滓；后合和煎取一升五合，分温再服。

百合病下之后者，滑石代赭汤主之。

[滑石代赭汤]方

百合七枚，擘　　滑石三两，碎绵裹　　代赭石如弹丸大一枚，碎绵裹

上先以水洗百合，渍一宿，当白沫出，去其水，更以泉水二升煎取一升，去滓；别以泉水二升煎滑石、代赭，取一

升去滓,后合和重煎取一升五合,分温服。

百合病吐之后者,用后方主之。

[百合鸡子汤]方

百合_{七枚,擘}　鸡子黄_{一枚}

上先以水洗百合,渍一宿,当白沫出,去其水,更以泉水二升煎取一升,去滓,内鸡子黄,搅匀煎五分,温服。

百合病不经吐下发汗,病形如初者,百合地黄汤主之。

[百合地黄汤]方

百合_{七枚,擘}　生地黄汁_{一升}

上以水洗百合渍一宿,当白沫出,去其水,更以泉水二升煎取一升,去滓,内地黄汁煎取一升五合,分温再服,中病勿更服,大便常如漆。

百合病一月不解,变成渴者,百合洗方主之。

[百合洗方]

上以百合一升,以水一斗渍之一宿,以洗身,洗已,食煮饼,勿以盐豉也。

百合病渴不差者,栝楼牡蛎散主之。

[栝楼牡蛎散]方

栝楼根　牡蛎_{熬,等分}

上为细末,饮服方寸匕,日三服。

百合病变发热者_{一作:发寒热},百合滑石散主之。

[百合滑石散]方

百合_{一两,炙}　滑石_{三两}

上为散,饮服方寸匕,日三服,当微利者止服,热则除。

13

百合病见于阴者,以阳法救之;见于阳者,以阴法救之。见阳攻阴,复发其汗,此为逆;见阴攻阳乃复下之,此亦为逆。

狐惑之为病,状如伤寒,默默欲眠,目不得闭,卧起不安。蚀于喉为惑,蚀于阴为狐,不欲饮食,恶闻食臭,其面目乍赤、乍黑、乍白,蚀于上部则声喝—作:嗄,甘草泻心汤主之。

[甘草泻心汤]方

甘草四两　黄芩　人参　干姜各三两　黄连一两　大枣十二枚　半夏半升

上七味,水一斗,煮取六升,去滓,再煎温服一升,日三服。

蚀于下部则咽干,苦参汤洗之。

蚀于肛者,雄黄熏之。

雄黄

上一味为末,筒瓦二枚合之,烧向肛熏之。

《脉经》云:病人或从呼吸上蚀其咽,或从下焦蚀其肛阴。蚀上为惑,蚀下为狐,狐惑病者,猪苓散主之。

病者脉数,无热微烦,默默但欲卧,汗出。初得之三四日,目赤如鸠眼,七八日目四眦—本此有黄字黑;若能食者,脓已成也。赤小豆当归散主之。

[赤小豆当归散]方

赤小豆三升,浸令芽出,曝干　当归

上二味,杵为散,浆水服方寸匕,日三服。

阳毒之为病,面赤斑斑如锦文,咽喉痛,唾脓血。五日可治,七日不可治,升麻鳖甲汤主之。

阴毒之为病,面目青,身痛如被杖,咽喉痛。五日可治,七日不可治,升麻鳖甲汤去雄黄蜀椒主之。

[升麻鳖甲汤]方

升麻二两　当归一两　蜀椒炒去汗,一两　甘草二两　鳖甲手指大一片,炙　雄黄半两,研

上六味,以水四升煮取一升,顿服之,老小再服。取汗。

《肘后》、《千金方》:阳毒用升麻汤,无鳖甲有桂;阴毒用甘草汤;无雄黄。

疟病脉证并治第四

证二条　方六首

师曰:疟脉自弦,弦数者多热,弦迟者多寒,弦小紧者下之差,弦迟者可温之,弦紧者可发汗、针灸也。浮大者可吐之,弦数者风发也。以饮食消息止之。

病疟,以月一日发,当以十五日愈;设不差,当月尽解;如其不差,当云何? 师曰:此结为癥瘕,名曰疟母,急治之,宜鳖甲煎圆。

[鳖甲煎圆]方

鳖甲十一分,炙　　乌扇三分,烧　　黄芩三分　　柴胡六分
鼠妇三分,熬　　干姜三分　　大黄三分　　芍药五分　　桂枝三分
葶苈一分,熬　　石韦三分,去毛　　厚朴三分　　牡丹五分,去心
瞿麦二分　　紫威三分　　半夏一分　　人参一分　　䗪虫五分,熬
阿胶三分,炙　　蜂窠四分,炙　　赤消十二分　　蜣蜋六分,熬　　桃仁二分

上二十三味,为末,取煅灶下灰一斗,清酒一斛五斗,浸灰,候酒尽一半,着鳖甲于中,煮令泛烂如胶漆,绞取汁,内诸药,煎为丸如梧子大,空心服七丸,日三服。

《千金方》用鳖甲十二片,又有海藻三分,大戟一分,䗪虫五分,无鼠妇、赤消二味,以鳖甲煎和诸药为丸。

师曰:阴气孤绝,阳气独发,则热而少气烦冤,手足热

16

而欲呕,名曰瘅疟。若但热不寒者,邪气内藏于心,外舍分肉之间,令人消铄肌肉。

温疟者,其脉如平,身无寒但热,骨节疼烦,时呕,白虎加桂枝汤主之。

[白虎加桂枝汤]方

知母六两　甘草二两,炙　石膏一斤　粳米二合　桂去皮,三两

上剉,每五钱,水一盏半,煎至八分,去滓,温服,汗出愈。

疟多寒者,名曰牝疟,蜀漆散主之。

[蜀漆散]方

蜀漆洗去腥　云母烧二日夜　龙骨等分

上三味,杵为散,未发前以浆水服半钱。温疟加蜀漆半分,临发时服一钱匕。一方云母作云实

附《外台秘要》方:

[牡蛎汤] 治牡疟。

牡蛎四两,熬　麻黄去节,四两　甘草二两　蜀漆三两

上四味,以水八升先煮蜀漆、麻黄,去上沫,得六升,内诸药煮取二升,温服一升。若吐,则勿更服。

[柴胡去半夏加栝楼汤] 治疟病发渴者,亦治劳疟。

柴胡八两　人参　黄芩　甘草各三两　栝楼根四两　生姜二两　大枣十二枚

上七味,以水一斗二升,煮取六升,去滓,再煎取三升,温服一升,日二服。

[柴胡桂姜汤] 治疟寒多微有热,或但寒不热。服一

17

剂如神

柴胡_{半斤}　桂枝_{三两,去皮}　干姜_{二两}　栝楼根_{四两}　黄芩_{三两}　牡蛎_{二两,熬}　甘草_{二两,炙}

上七味,以水一斗二升,煮取六升,去滓,再煎取三升,温服一升,日三服。初服微烦,复服汗出便愈。

中风历节病脉证并治第五

论一首　脉证三条　方十二首

　　夫风之为病,当半身不遂,或但臂不遂者,此为痹。脉微而数,中风使然。寸口脉浮而紧,紧则为寒,浮则为虚,寒虚相搏,邪在皮肤。浮者血虚,络脉空虚,贼邪不泻,或左或右,邪气反缓,正气即急,正气引邪,喝僻不遂。邪在于络,肌肤不仁;邪在于经,即重不胜;邪入于腑,即不识人;邪入于脏,舌即难言,口吐涎。

　　[侯氏黑散] 治大风,四肢烦重,心中恶寒不足者。
《外台》治风癫

　　菊花四十分　白术十分　细辛三分　茯苓三分　牡蛎三分　桔梗八分　防风十分　人参三分　矾石三分　黄芩五分　当归三分　干姜三分　芎䓖三分　桂枝三分

　　上十四味,杵为散,酒服方寸匕,日一服。初服二十日,温酒调服,禁一切鱼肉大蒜,常宜冷食,六十日止,即药积在腹中不下也,热食即下矣,冷食自能助药力。

　　寸口脉迟而缓,迟则为寒,缓则为虚。荣缓则为亡血,卫缓则为中风。邪气中经,则身痒而瘾疹,心气不足,邪气入中,则胸满而短气。

　　[风引汤] 除热瘫痫。

　　大黄　干姜　龙骨各四两　桂枝三两　甘草　牡蛎各二两　寒水石　滑石　赤石脂　白石脂　紫石英　石膏

19

各六两

上十二味,杵,粗筛,以韦囊盛之。取三指撮,井花水三升,煮三沸,温服一升。治大人风引,少小惊痫瘈疭,日数十发,医所不疗除热方。巢氏云:脚气宜风引汤

[**防己地黄汤**] 治病如狂状妄行,独语不休,无寒热,其脉浮。

防己一分　桂枝三分　防风三分　甘草一分

上四味,以酒一杯,渍之一宿,绞取汁;生地黄二斤咬咀,蒸之如斗米饭久;以铜器盛其汁,更绞地黄汁,和分再服。

[**头风摩散**]方

大附子一枚,炮　盐等分

上二味为散,沐了,以方寸匕,已摩疢上,令药力行。

寸口脉沉而弱,沉即主骨,弱即主筋,沉即为肾,弱即为肝,汗出入水中。如水伤心,历节黄汗出,故曰历节。

趺阳脉浮而滑,滑则谷气实,浮则汗自出。

少阴脉浮而弱,弱则血不足,浮则为风,风血相搏,即疼痛如掣。

盛人脉涩小,短气自汗出,历节疼,不可屈伸,此皆饮酒汗出当风所致。

诸肢节疼痛,身体尪羸,脚肿如脱,头眩短气,温温欲吐,桂枝芍药知母汤主之。

[**桂枝芍药知母汤**]方

桂枝四两　芍药三两　甘草二两　麻黄二两　生姜五两
白术五两　知母四两　防风四两　附子二两,炮

上九味,以水七升,煮取二升,温服七合,日三服。

味酸则伤筋,筋伤则缓,名曰泄。咸则伤骨,骨伤则痿,名曰枯。枯泄相搏,名曰断泄。荣气不通,卫不独行,荣卫俱微,三焦无所御,四属断绝,身体羸瘦,独足肿大,黄汗出,胫冷,假令发热,便为历节也。

病历节不可屈伸,疼痛,乌头汤主之。

[乌头汤]方　治脚气疼痛,不可屈伸。

麻黄　芍药　黄芪各三两　甘草炙　川乌五枚,㕮咀,以蜜二升,煎取一升,即出乌头

上五味,㕮咀四味,以水三升,煮取一升,去滓,内蜜煎中,更煎之,服七合,不知,尽服之。

[矾石汤]　治脚气冲心。

矾石二两

上一味,以浆水一斗五升,煎三五沸,浸脚良。

附方:

《古今录验》[续命汤]　治中风痱,身体不能自收,口不能言,冒昧不知痛处,或拘急不得转侧。姚云:与大续命同。兼治妇人产后去血者,及老人小儿。

麻黄　桂枝　当归　人参　石膏　干姜　甘草各三两　芎䓖　杏仁四十枚

上九味,以水一斗,煮取四升,温服一升,当小汗,薄复脊,凭几坐,汗出则愈,不汗更服,无所禁,勿当风。并治但伏不得卧,咳逆上气,面目浮肿。

《千金》[三黄汤]　治中风手足拘急,百节疼痛,烦热心乱,恶寒,经日不欲饮食。

麻黄五分　独活四分　细辛二分　黄芪二分　黄芩三分

上五味,以水六升,煮取二升,分温三服。一服小汗,

二服大汗。心热加大黄二分,腹满加枳实一枚,气逆加人参三分,悸加牡蛎三分,渴加栝楼根三分,先有寒加附子一枚。

《近效方》[术附汤] 治风虚头重眩,苦极,不知食味,暖肌补中,益精气。

白术二两 附子一枚半,炮去皮 甘草一两,炙

上三味,剉,每五钱匕,姜五片,枣一枚,水盏半,煎七分,去滓温服。

[崔氏八味丸] 治脚气上入,少腹不仁。

干地黄八两 山茱萸 薯蓣各四两 泽泻 茯苓 牡丹皮各三两 桂枝 附子炮,各一两

上八味,末之,炼蜜和丸梧子大,酒下十五丸,日再服。

《千金方》[越婢加术汤] 治肉极,热则身体津脱,腠理开,汗大泄,厉风气,下焦脚弱。

麻黄六两 石膏半斤 生姜二两 甘草二两 白术四两 大枣十五枚

上六味,以水六升,先煮麻黄,去上沫,内诸药,煮取三升,分温三服。恶风加附子一枚,炮。

血痹虚劳病脉证并治第六

论一首　脉证九条　方九首

问曰:血痹病从何得之? 师曰:夫尊荣人骨弱肌肤盛,重因疲劳汗出,卧不时动摇,加被微风遂得之。但以脉自微涩在寸口,关上小紧,宜针引阳气,令脉和、紧去则愈。

血痹,阴阳俱微,寸口关上微,尺中小紧,外证身体不仁,如风痹状,黄芪桂枝五物汤主之。

[黄芪桂枝五物汤]方

黄芪三两　　芍药三两　　桂枝三两　　生姜六两　　大枣十二枚

上五味,以水六升,煮取二升,温服七合,日三服。一方有人参

夫男子平人,脉大为劳,极虚亦为劳。

男子面色薄者,主渴及亡血,卒喘悸,脉浮者里虚也。男子脉虚沉弦,无寒热,短气,里急,小便不利,面色白,时目瞑兼衄,少腹满,此为劳使之然。劳之为病,其脉浮大,手足烦,春夏剧,秋冬瘥,阴寒精自出,酸削不能行。

男子脉浮弱而涩,为无子,精气清冷一作:冷。夫失精家,少腹弦急,阴头寒,目眩一作目眶痛发落,脉极虚芤迟,为清谷亡血失精;脉得诸芤动微紧,男子失精,女子梦交,桂枝龙骨牡蛎汤主之。

[桂枝加龙骨牡蛎汤]方 《小品》云:虚弱浮热汗出者,除桂加白薇附子各三分,故曰二加龙骨汤

桂枝　芍药　生姜各三两　甘草二两　大枣十二枚　龙骨　牡蛎各三两

上七味,以水七升,煮取三升,分温三服。

[天雄散]方

天雄三两,炮　白术八两　桂枝六两　龙骨三两

上四味,杵为散,酒服半钱匕,日三服,不知,稍增之。

男子平人,脉虚弱细微者,喜盗汗也。

人年五六十,其病脉大者,痹侠背行,若肠鸣,马刀侠瘿者,皆为劳得之。脉沉小迟,名脱气,其人疾行则喘喝,手足逆寒,腹满,甚则溏泄,食不消化也。脉弦而大,弦则为减,大则为芤,减则为寒,芤则为虚,虚寒相搏,此名为革。妇人则半产漏下,男子则亡血失精。

虚劳里急,悸,衄,腹中痛,梦失精,四肢酸疼,手足烦热,咽干口燥,小建中汤主之。

[小建中汤]方

桂枝三两,去皮　甘草三两,炙　大枣十二枚　芍药六两　生姜三两　胶饴一升

上六味,以水七升,煮取三升,去滓,内胶饴,更上微火消解,温服一升,日三服。呕家不可用建中汤,以甜故也

《千金》疗男女因积冷气滞,或大病后不复常,若四肢沉重,骨肉酸疼,吸吸少气,行动喘乏,胸满气急,腰背强痛,心中虚悸,咽干唇燥,面体少色,或饮食无味,胁肋腹胀,头重不举,多卧少起,甚者积年,轻者百日,渐致瘦弱,五脏气竭,则难可复常,六脉俱不足,虚寒乏气,少腹拘急,羸瘠百病,名曰黄芪建中汤,又有人参二两。

虚劳里急,诸不足,黄芪建中汤主之。于小建中汤内加黄

芪一两半,余依上法。气短胸满者,加生姜,腹满者,去枣加茯苓一两半,及疗肺虚损不足,补气加半夏三两

虚劳腰痛,少腹拘急,小便不利者,八味肾气圆主之。
方见妇人杂病中

虚劳诸不足,风气百疾,薯蓣圆主之。

[薯蓣丸]方

薯蓣三十分　当归　桂枝　曲　干地黄　豆黄卷各十分　甘草二十八分　人参七分　芎䓖　芍药　白术　麦门冬　杏仁各六分　柴胡　桔梗　茯苓各五分　阿胶七分　干姜三分　白敛二分　防风六分　大枣百枚,为膏

上二十一味,末之,炼蜜和丸如弹子大,空腹酒服一丸,一百丸为剂。

虚劳虚烦,不得眠,酸枣汤主之。

[酸枣汤]方

酸枣仁二升　甘草一两　知母二两　茯苓二两　芎䓖二两　深师有生姜二两

上五味,以水八升,煮酸枣仁得六升,内诸药煮取三升,分温三服。

五劳虚极,羸瘦腹满,不能饮食,食伤、忧伤、饮伤、房室伤、饥伤、劳伤、经络荣卫气伤;内有干血,肌肤甲错,两目黯黑,缓中补虚,大黄䗪虫圆主之。

[大黄䗪虫丸]方

大黄十分,蒸　黄芩二两　甘草三两　桃仁一升　杏仁一升　芍药四两　干地黄十两　干漆一两　虻虫一升　水蛭百枚　蛴螬一升　䗪虫半升

上十二味,末之,炼蜜和丸小豆大,酒饮服五丸,日三服。

附方：

《千金翼》[炙甘草汤] 一云:复脉汤 治虚劳不足,汗出而闷,脉结悸,行动如常,不出百日,危急者十一日死。

甘草四两,炙 桂枝 生姜各三两 麦门冬半升 麻仁半升 人参 阿胶各二两 大枣三十枚 生地黄一斤

上九味,以酒七升、水八升,先煮八味,取三升,去滓,内胶消尽,温服一升,日三服。

《肘后》[獭肝散] 治冷劳,又主鬼疰一门相染。

獭肝一具,炙干末之,水服方寸匕,日三服。

肺痿肺痈咳嗽上气
病脉证治第七

论三首　脉证四条　方十五首

问曰：热在上焦者，因咳为肺痿，肺痿之病，从何得之？师曰：或从汗出，或从呕吐，或从消渴，小便利数，或从便难，又被快药下利，重亡津液，故得之。曰：寸口脉数，其人咳，口中反有浊唾涎沫者何？师曰：为肺痿之病。若口中辟辟燥，咳即胸中隐隐痛，脉反滑数，此为肺痈。咳唾脓血，脉数虚者为肺痿，数实者为肺痈。

问曰：病咳逆，脉之，何以知此为肺痈？当有脓血，吐之则死？其脉何类？师曰：寸口脉微而数，微则为风，数则为热；微则汗出，数则恶寒。风中于卫，呼气不入；热过于荣，吸而不出；风伤皮毛，热伤血脉；风舍于肺，其人则咳，口干喘满，咽燥不渴，多唾浊沫，时时振寒。热之所过，血为之凝滞，蓄结痈脓，吐如米粥。始萌可救，脓成则死。

上气，面浮肿，肩息，其脉浮大，不治；又加利，尤甚。上气，喘而躁者，属肺胀，欲作风水，发汗则愈。

肺痿吐涎沫而不咳者，其人不渴，必遗尿、小便数。所以然者，以上虚不能制下故也。此为肺中冷，必眩、多涎唾，甘草干姜汤以温之。若服汤已渴者，属消渴。

[甘草干姜汤]方

甘草四两,炙　干姜二两,炮

上㕮咀,以水三升,煮取一升五合,去滓,分温再服。

咳而上气,喉中水鸡声,射干麻黄汤主之。

[射干麻黄汤]方

射干十三枚 一法三两　麻黄四两　生姜四两　细辛 紫菀　款冬花各三两　五味子半升　大枣七枚　半夏大者洗,八枚 一法半升

上九味,以水一斗二升,先煮麻黄两沸,去上沫,内诸药煮取三升,分温三服。

咳逆上气,时时唾浊,但坐不得眠,皂荚圆主之。

[皂荚丸]方

皂荚八两,刮去皮,用酥炙

上一味,末之,蜜丸梧子大,以枣膏和汤服三丸,日三、夜一服。

咳而脉浮者,厚朴麻黄汤主之。

[厚朴麻黄汤]方

厚朴五两　麻黄四两　石膏如鸡子大　杏仁半升　半夏半升　干姜二两　细辛二两　小麦一升　五味子半升

上九味,以水一斗二升,先煮小麦熟,去滓,内诸药煮取三升,温服一升,日三服。

脉沉者,泽漆汤主之。

[泽漆汤]方

半夏半升　紫参五两 一作紫菀　泽漆三斤,以东流水五斗煮取一斗五升　生姜五两　白前五两　甘草　黄芩　人参　桂枝各三两

上九味,㕮咀,内泽漆汁中煮取五升,温服五合,至夜尽。

大逆上气,咽喉不利,止逆下气者,麦门冬汤主之。

[麦门冬汤]方

麦门冬七升　半夏一升　人参二两　甘草二两　粳米三合　大枣十二枚

上六味,以水一斗二升,煮取六升,温服一升,日三、夜一服。

肺痈喘不得卧,葶苈大枣泻肺汤主之。

[葶苈大枣泻肺汤]方

葶苈熬令黄色,捣丸如弹子大　大枣十二枚

上先以水三升,煮枣取二升,去枣内葶苈,煮取一升,顿服。

咳而胸满,振寒,脉数,咽干不渴,时出浊唾腥臭,久久吐脓如米粥者,为肺痈,桔梗汤主之。

[桔梗汤]方　亦治血痹

桔梗一两　甘草二两

上二味,以水三升,煮取一升,分温再服,则吐脓血也。

咳而上气,此为肺胀,其人喘,目如脱状,脉浮大者,越婢加半夏汤主之。

[越婢加半夏汤]方

麻黄六两　石膏半斤　生姜三两　大枣十五枚　甘草二两　半夏半升

上六味,以水六升先煮麻黄,去上沫,内诸药,煮取三升,分温三服。

肺胀咳而上气,烦躁而喘,脉浮者,心下有水,小青龙加石膏汤主之。

[小青龙加石膏汤]方 《千金》证治同,外更加胁下痛引缺盆

麻黄　芍药　桂枝　细辛　甘草　干姜各三两　五味子　半夏各半升　石膏二两

上九味,以水一斗,先煮麻黄,去上沫,内诸药,煮取三升,强人服一升,羸者减之,日三服,小儿服四合。

附方:

《外台》[炙甘草汤]　治肺痿涎唾多,心中温温液液者。方见虚劳中

《千金》[甘草汤]

甘草

上一味,以水三升煮减半,分温三服。

《千金》[生姜甘草汤]　治肺痿咳唾,涎沫不止,咽燥而渴。

生姜五两　人参三两　甘草四两　大枣十五枚

上四味,以水七升,煮取三升,分温三服。

《千金》[桂枝去芍药加皂荚汤]　治肺痿吐涎沫。

桂枝　生姜各三两　甘草二两　大枣十枚　皂荚一枚,去皮子,炙焦

上五味,以水七升,微微火煮取三升,分温三服。

《外台》[桔梗白散]　治咳而胸满,振寒,脉数,咽干不渴,时出浊唾腥臭,久久吐脓如米粥者,为肺痈。

桔梗　贝母各三分　巴豆一分,去皮,熬研如脂

上三味,为散,强人饮服半钱匕,羸者减之。病在膈上者,吐脓血;膈下者泻出;若下多不止,饮冷水一杯则定。

《千金》[苇茎汤]　治咳有微热,烦满,胸中甲错,是

为肺痈。

　　苇茎二升　　薏苡仁半升　　桃仁五十枚　　瓜瓣半升

　　上四味，以水一斗，先煮苇茎得五升，去滓，内诸药，煮取二升，服一升，再服，当吐如脓。

　　肺痈胸满胀，一身面目浮肿，鼻塞清涕出，不闻香臭酸辛，咳逆上气，喘鸣迫塞，葶苈大枣泻肺汤主之。方见上。三日一剂，可至三四剂，此先服小青龙汤一剂乃进，小青龙方见咳嗽门中。

奔豚气病脉证治第八

论二首　方三首

师曰:病有奔豚,有吐脓,有惊怖,有火邪,此四部病,皆从惊发得之。师曰:奔豚病从少腹起,上冲咽喉,发作欲死,复还止,皆从惊恐得之。

奔豚,气上冲胸,腹痛,往来寒热,奔豚汤主之。

[奔豚汤]方

甘草　芎䓖　当归各二两　半夏四两　黄芩二两　生葛五两　芍药二两　生姜四两　甘李根白皮一升

上九味,以水二斗,煮取五升,温服一升,日三、夜一服。

发汗后,烧针令其汗,针处被寒,核起而赤者,必发奔豚,气从少腹上至心,灸其核上各一壮,与桂枝加桂汤主之。

[桂枝加桂汤]方

桂枝五两　芍药三两　甘草二两,炙　生姜三两　大枣十二枚

上五味,以水七升,微火煮取三升,去滓,温服一升。

发汗后,脐下悸者,欲作奔豚,茯苓桂枝甘草大枣汤主之。

[茯苓桂枝甘草大枣汤]方

茯苓半斤　甘草二两,炙　大枣十五枚　桂枝四两

上四味,以甘澜水一斗,先煮茯苓,减二升,内诸药,煮取三升,去滓,温服一升,日三服。甘澜水法,取水二斗置大盆内,以杓扬之,水上有珠子五六千颗相逐,取用之。

胸痹心痛短气病脉证治第九

论一首　证一首　方十首

师曰:夫脉当取太过不及,阳微阴弦,即胸痹而痛,所以然者,责其极虚也。今阳虚知在上焦,所以胸痹心痛者,以其阴弦故也。平人,无寒热,短气不足以息者,实也。

胸痹之病,喘息咳唾,胸背痛,短气,寸口脉沉而迟,关上小紧数,栝楼薤白白酒汤主之。

[栝楼薤白白酒汤]方

栝楼实一枚,捣　薤白半斤　白酒七升

上三味,同煮取二升,分温再服。

胸痹,不得卧,心痛彻背者,栝楼薤白半夏汤主之。

[栝楼薤白半夏汤]方

栝楼实一枚,捣　薤白三两　半夏半斤　白酒一斗

上四味,同煮取四升,温服一升,日三服。

胸痹,心中痞气,气结在胸,胸满,胁下逆抢心,枳实薤白桂枝汤主之,人参汤亦主之。

[枳实薤白桂枝汤]方

枳实四枚　厚朴四两　薤白半斤　桂枝一两　栝楼实一枚,捣

上五味,以水五升,先煮枳实、厚朴,取二升,去滓,内诸药,煮数沸,分温三服。

34

[人参汤]方

人参　甘草　干姜　白术各三两

上四味,以水八升,煮取三升,温服一升,日三服。

胸痹,胸中气塞、短气,茯苓杏仁甘草汤主之,橘枳姜汤亦主之。

[茯苓杏仁甘草汤]方

茯苓三两　杏仁五十个　甘草一两

上三味,以水一斗,煮取五升,温服一升,日三服,不差更服。

[橘皮枳实生姜汤]方

橘皮一斤　枳实三两　生姜半斤

上三味,以水五升,煮取二升,分温再服。《肘后》、《千金》云:治胸痹,胸中愊愊如满,噎塞习习如痒,喉中涩燥唾沫

胸痹缓急者,薏苡仁附子散主之。

[薏苡附子散]方

薏苡仁十五两　大附子十枚,炮

上二味,杵为散,服方寸匕,日三服。

心中痞,诸逆心悬痛,桂枝生姜枳实汤主之。

[桂枝生姜枳实汤]方

桂枝　生姜各三两　枳实五枚

上三味,以水六升,煮取三升,分温三服。

心痛彻背,背痛彻心,乌头赤石脂圆主之。

[赤石脂丸]方

蜀椒一两　一法二分　乌头一分,炮　附子半两,炮　一法一分　干姜一两　一法一分　赤石脂一两　一法二分

上五味,末之,蜜丸如梧子大,先食服一丸,日三服,

不知,稍加服。

[**九痛丸**] 治九种心痛。

附子_{三两,炮}　生狼牙_{一两,炙香}　巴豆_{一两,去皮心,熬研如}
脂　人参　干姜　吴茱萸_{各一两}

上六味,末之,炼蜜丸如梧子大,酒下,强人初服三丸,日三服;弱者二丸。兼治卒中恶,腹胀痛,口不能言。又治连年积冷,流注心胸痛,并冷冲上气,落马坠车血疾等,皆主之。忌口如常法。

腹满寒疝宿食病
脉证治第十

论一首　脉证十六条　方十三首

跌阳脉微弦,法当腹满,不满者必便难,两胠疼痛,此虚寒从下上也。当以温药服之。

病者腹满,按之不痛为虚,痛者为实,可下之。舌黄未下者,下之黄自去。腹满时减,复如故,此为寒,当与温药。

病者痿黄,躁而不渴,胸中寒实而利不止者,死。寸口脉弦者,即胁下拘急而痛,其人啬啬恶寒也。

夫中寒家喜欠,其人清涕出,发热色和者,善嚏。中寒,其人下利,以里虚也,欲嚏不能,此人肚中寒。一云痛

夫瘦人绕脐痛,必有风冷,谷气不行,而反下之,其气必冲,不冲者,心下则痞。

病腹满,发热十日,脉浮而数,饮食如故,厚朴七物汤主之。

[厚朴七物汤]方

厚朴半斤　甘草　大黄各三两　大枣十枚　枳实五枚
桂枝二两　生姜五两

上七味,以水一斗,煮取四升,温服八合,日三服。呕者加半夏五合,下利去大黄,寒多者加生姜至半斤。

腹中寒气,雷鸣切痛,胸胁逆满,呕吐,附子粳米汤主之。

[附子粳米汤]方

附子一枚,炮　半夏半升　甘草一两　大枣十枚　粳米半升

上五味,以水八升,煮米熟汤成,去滓,温服一升,日三服。

痛而闭者,厚朴三物汤主之。

[厚朴三物汤]方

厚朴八两　大黄四两　枳实五枚

上三味,以水一斗二升,先煮二味,取五升,内大黄煮取三升,温服一升,以利为度。

按之心下满痛者,此为实也,当下之,宜大柴胡汤。

[大柴胡汤]方

柴胡半斤　黄芩三两　芍药三两　半夏半升,洗　枳实四枚,炙　大黄二两　大枣十二枚　生姜五两

上八味,以水一斗二升,煮取六升,去滓,再煎温服一升,日三服。

腹满不减,减不足言,当须下之,宜大承气汤。

[大承气汤]方　见前痉病中

心胸中大寒痛,呕不能饮食,腹中寒,上冲皮起,出见有头足,上下痛而不可触近,大建中汤主之。

[大建中汤]方

蜀椒二合,去汗　干姜四两　人参二两

上三味,以水四升,煮取二升,去滓,内胶饴一升,微火煎取一升半,分温再服,如一炊顷,可饮粥二升,后更服,当一日食糜,温复之。

胁下偏痛,发热,其脉紧弦,此寒也,以温药下之。宜

大黄附子汤。

[大黄附子汤]方

大黄三两　附子三枚,炮　细辛二两

上三味,以水五升,煮取二升,分温三服。若强人煮取二升半,分温三服,服后如人行四五里,进一服。

寒气厥逆,赤圆主之。

[赤丸]方

茯苓四两　半夏四两洗　一方用桂　乌头二两,炮　细辛一两　《千金》作人参

上四味,末之,内珍珠为色,炼蜜丸如麻子大,先食酒饮下三丸,日再,夜一服,不知,稍增之,以知为度。

腹痛,脉弦而紧,弦则卫气不行,即恶寒;紧则不欲食,邪正相搏,即为寒疝。寒疝绕脐痛,若发则白津出,手足厥冷,其脉沉紧者,大乌头煎主之。

[乌头煎]方

乌头大者五枚,熬去皮,不㕮咀

上以水三升,煮取一升,去滓,内蜜二升,煎令水气尽,取二升,强人服七合,弱人服五合。不差,明日更服,不可一日再服。

寒疝,腹中痛及胁痛里急者,当归生姜羊肉汤主之。

[当归生姜羊肉汤]方

当归三两　生姜五两　羊肉一斤

上三味,以水八升,煮取三升,温服七合,日三服。若寒多者,加生姜成一斤;痛多而呕者,加橘皮二两,白术一两。加生姜者,亦加水五升,煮取三升二合服之。

寒疝,腹中痛,逆冷,手足不仁,若身疼痛,灸刺诸药

不能治,抵当乌头桂枝汤主之。

[乌头桂枝汤]方

乌头

上一味,以蜜二斤,煎减半,去滓,以桂枝汤五合解之,令得一升后,初服二合,不知,即服三合,又不知。复加至五合,其知者如醉状,得吐者为中病。

[桂枝汤]方

桂枝三两,去皮　芍药三两　甘草二两,炙　生姜三两　大枣十二枚

上五味,㕮咀,以水七升,微火煮取三升,去滓。

其脉数而紧,乃弦,状如弓弦,按之不移。脉数弦者,当下其寒;脉紧大而迟者,必心下坚;脉大而紧者,阳中有阴,可下之。

附方:

《外台》[乌头汤]　治寒疝腹中绞痛,贼风入攻五脏,拘急不得转侧,发作有时,使人阴缩,手足厥逆。方见上

《外台》[柴胡桂枝汤]方　治心腹卒中痛者。

柴胡四两　黄芩　人参　芍药　桂枝　生姜各一两半　甘草一两　半夏二合半　大枣六枚

上九味,以水六升,煮取三升,温服一升,日三服。

《外台》[走马汤]　治中恶心痛腹胀,大便不通。

巴豆二枚,去皮心熬　杏仁二枚

上二味,以绵缠捶令碎,热汤二合,捻取白汁,饮之当下,老小量之。通治飞尸鬼击病。

问曰:人病有宿食,何以别之?师曰:寸口脉浮而大,按之反涩,尺中亦微而涩,故知有宿食,大承气汤主之。

脉数而滑者实也,此有宿食,下之愈,宜大承气汤。下利不欲食者,有宿食也,当下之,宜大承气汤。

[大承气汤]方　　见前痉病中

宿食在上脘,当吐之,宜瓜蒂散。

[瓜蒂散]方

瓜蒂一分,熬黄　赤小豆一分,煮

上二味,杵为散,以香豉七合煮取汁,和散一钱匕,温服之,不吐者,少加之,以快吐为度而止。亡血及虚者,不可与之

脉紧如转索无常者,有宿食也。脉紧,头痛风寒,腹中有宿食不化也。一云:寸口脉紧

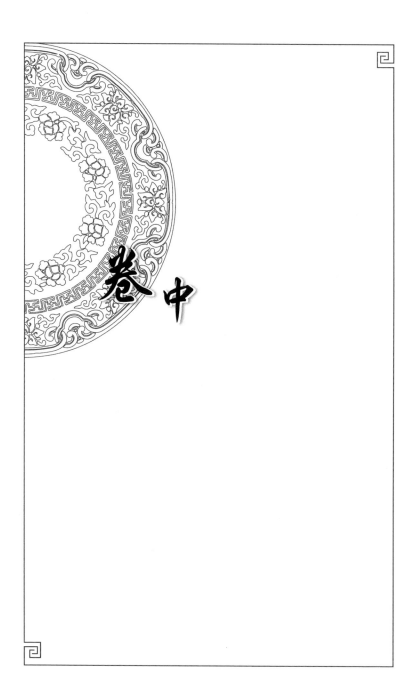

卷中

五脏风寒积聚病脉证并治第十一

论二首 脉证十七条 方二首

肺中风者,口燥而喘,身运而重,冒而肿胀。肺中寒,吐浊涕。肺死脏,浮之虚,按之弱如葱叶,下无根者死。

肝中风者,头目瞤,两胁痛,行常伛,令人嗜甘。肝中寒者,两臂不举,舌本燥,喜太息,胸中痛,不得转侧,食则吐而汗出也《脉经》《千金》云:时盗汗咳,食已吐其汁。肝死脏,浮之弱,按之如索不来,或曲如蛇行者死。肝著,其人常欲蹈其胸上,先未苦时,但欲饮热,旋覆花汤主之。臣亿等校诸本旋覆花汤,皆同

心中风者,翕翕发热,不能起,心中饥,食即呕吐。心中寒者,其人苦病,心如啖蒜状,剧者心痛彻背,背痛彻心,譬如蛊注,其脉浮者,自吐乃愈。心伤者,其人劳倦,即头面赤而下重,心中痛而自烦,发热,当脐跳,其脉弦,此为心脏伤所致也。心死脏,浮之实,如丸豆,按之益躁疾者死。邪哭使魂魄不安者,血气少也。血气少者,属于心,心气虚者,其人则畏,合目欲眠,梦远行而精神离散,魂魄妄行。阴气衰者为癫,阳气衰者为狂。

脾中风者,翕翕发热,形如醉人,腹中烦重,皮目瞤瞤而短气。脾死脏,浮之大坚,按之如覆杯,洁洁状如摇者死。臣亿等计五脏各有中风中寒,今脾只载中风,肾中风、中寒俱不载者,

以古文简乱极多,去古既远,无文可以补缀也。

跌阳脉浮而涩,浮则胃气强,涩则小便数,浮涩相搏,大便则坚,其脾为约,麻子仁丸主之。

[麻子仁丸]方

麻子仁二升　芍药半斤　枳实一斤　大黄一斤　厚朴一尺　杏仁一升

上六味,末之,炼蜜和丸梧子大,饮服十丸,日三,以知为度。

肾著之病,其人身体重,腰中冷,如坐水中,形如水状,反不渴,小便自利,饮食如故,病属下焦,身劳汗出,衣一作表里冷湿,久久得之,腰以下冷痛,腹重如带五千钱,甘姜苓术汤主之。

[甘草干姜茯苓白术汤]方

甘草　白术各二两　干姜　茯苓各四两

上四味,以水五升,煮取三升,分温三服,腰中即温。

肾死脏,浮之坚,按之乱如转丸,益下入尺中者死。

问曰:三焦竭部,上焦竭善噫,何谓也? 师曰:上焦受中焦,气未和,不能消谷,故能噫耳;下焦竭,即遗溺失便,其气不和,不能自禁制,不须治,久则愈。

师曰:热在上焦者,因咳为肺痿;热在中焦者,则为坚;热在下焦者,则尿血,亦令淋秘不通。大肠有寒者,多鹜溏;有热者,便肠垢;小肠有寒者,其人下重便血,有热者必痔。

问曰:病有积、有聚、有䅽气,何谓也? 师曰:积者脏病也,终不移;聚者腑病也,发作有时,展转痛移,为可治;

縈气者胁下痛,按之则愈,复发,为縈气。诸积大法:脉来细而附骨者,乃积也。寸口积在胸中;微出寸口,积在喉中;关上积在脐傍;上关上,积在心下;微下关,积在少腹。尺中,积在气冲;脉出左,积在左;脉出右,积在右;脉两出,积在中央,各以其部处之。

痰饮咳嗽病脉证
并治第十二

论一首　脉证二十一条　方十九首

问曰:夫饮有四,何谓也? 师曰:有痰饮,有悬饮,有溢饮,有支饮。

问曰:四饮何以为异? 师曰:其人素盛今瘦,水走肠间,沥沥有声,谓之痰饮;饮后水流在胁下,咳唾引痛,谓之悬饮;饮水流行,归于四肢,当汗出而不汗出,身体疼重,谓之溢饮;咳逆倚息,气短不得卧,其形如肿,谓之支饮。

水在心,心下坚筑,短气,恶水,不欲饮。水在肺,吐涎沫,欲饮水。水在脾,少气身重。水在肝,胁下支满,嚏而痛。水在肾,心下悸。

夫心下有留饮,其人背寒,冷如水大。留饮者,胁下痛引缺盆,咳嗽则辄已—作:转甚。胸中有留饮,其人短气而渴,四肢历节痛,脉沉者,有留饮。膈上病痰,满喘咳吐,发则寒热,背痛腰疼,目泣自出,其人振振身瞤剧,必有伏饮。

夫病人饮水多,必暴喘满,凡食少饮多,水停心下,甚者则悸,微者短气。脉双弦者寒也,皆大下后喜虚;脉偏弦者饮也。肺饮不弦,但苦喘短气。支饮亦喘而不能卧,加短气,其脉平也。病痰饮者,当以温药和之。

心下有痰饮,胸胁支满,目眩,苓桂术甘汤主之。

[茯苓桂枝白术甘草]方

茯苓四两　桂枝　白术各三两　甘草二两

上四味,以水六升,煮取三升,分温三服,小便则利。

夫短气有微饮,当从小便去之,苓桂术甘汤主之。方见上肾气丸亦主之。方见妇人杂病中

病者脉伏,其人欲自利,利反快,虽利,心下续坚满,此为留饮,欲去故也。甘遂半夏汤主之。

[甘遂半夏汤]方

甘遂大者,三枚　半夏十二枚　以水一升煮取半升,去滓　芍药五枚　甘草如指大一枚,炙　一本作无

上四味,以水二升,煮取半升,去滓,以蜜半升,和药汁煎取八合,顿服之。

脉浮而细滑,伤饮。脉弦数,有寒饮,冬夏难治。脉沉而弦者,悬饮内痛;病悬饮者,十枣汤主之。

[十枣汤]方

芫花熬　甘遂　大戟各等分

上三味,捣筛,以水一升五合,先煮肥大枣十枚,取八合,去滓,内药末,强人服一钱匕,羸人服半钱,平旦温服之。不下者,明日更加半钱,得快之后,糜粥自养。

病溢饮者,当发其汗,大青龙汤主之,小青龙汤亦主之。

[大青龙汤]方

麻黄六两,去节　桂枝二两,去皮　甘草二两,炙　杏仁四十个,去皮尖　生姜三两　大枣十二枚　石膏如鸡子大,碎

上七味,以水九升,先煮麻黄,减二升,去上沫,内诸药,煮取三升,去滓,温服一升,取微似汗,汗多者温粉

粉之。

[小青龙汤]方

麻黄_{去节,三两}　芍药_{三两}　五味子_{半升}　干姜_{三两}　甘草_{三两,炙}　细辛_{三两}　桂枝_{三两,去皮}　半夏_{半升,汤洗}

上八味,以水一斗,先煮麻黄,减二升,去上沫,内诸药,煮取三升,去滓,温服一升。

膈间支饮,其人喘满,心下痞坚,面色黧黑,其脉沉紧,得之数十日,医吐下之不愈,木防己汤主之;虚者即愈,实者三日复发,复与不愈者,宜木防己汤去石膏加茯苓芒硝汤主之。

[木防己汤]方

木防己_{三两}　石膏_{十二枚,鸡子大}　桂枝_{二两}　人参_{四两}

上四味,以水六升,煮取二升,分温再服。

[木防己加茯苓芒硝汤]方

木防己　桂枝_{各二两}　人参　芒硝_{三合}　茯苓_{各四两}

上五味,以水六升,煮取二升,去滓,内芒硝,再微煎,分温再服,微利则愈。

心下有支饮,其人苦冒眩,泽泻汤主之。

[泽泻汤]方

泽泻_{五两}　白术_{二两}

上二味,以水二升,煮取一升,分温再服。

支饮胸满者,厚朴大黄汤主之。

[厚朴大黄汤]方

厚朴_{一尺}　大黄_{六两}　枳实_{四枚}

上三味,以水五升,煮取二升,分温再服。

支饮不得息,葶苈大枣泻肺汤主之。_{方见肺痈中}

呕家本渴,渴者为欲解,今反不渴,心下有支饮故也。
小半夏汤主之《千金》云:小半夏加茯苓汤。

[小半夏汤]方

半夏一升　生姜半斤

上二味,以水七升,煮取一升半,分温再服。

腹满口舌干燥,此肠间有水气,己椒苈黄圆主之。

[防己椒目葶苈大黄圆]方

防己　椒目　葶苈熬　大黄各一两

上四味,末之,蜜丸如梧子大,先食饮服一丸,日三服,稍增,口中有津液,渴者加芒硝半两。

卒呕吐,心下痞,膈间有水,眩悸者,半夏加茯苓汤主之。

[小半夏加茯苓汤]方

半夏一升　生姜半斤　茯苓三两　一法四两

上三味,以水七升,煮取一升五合,分温再服。

假令瘦人,脐下有悸,吐涎沫而癫眩,此水也。五苓散主之。

[五苓散]方

泽泻一两一分　猪苓三分,去皮　茯苓三分　白术三分
桂二分,去皮

上五味,为末,白饮服方寸匕,日三服,多饮暖水,汗出愈。

附方:

《外台》[茯苓饮]治心胸中有停痰宿水,自吐出水后,心胸间虚,气满不能食,消痰气,令能食。

茯苓　人参　白术各三两　枳实二两　橘皮二两半　生

姜四两

上六味,水六升,煮取一升八合,分温三服,如人行八九里进之。

咳家其脉弦,为有水,十枣汤主之。方见上

夫有支饮家,咳烦,胸中痛者,不卒死,至一百日或一岁,宜十枣汤。方见上

久咳数岁,其脉弱者可治,实大数者死,其脉虚者必苦冒,其人本有支饮在胸中故也,治属饮家。

咳逆倚息,不得卧,小青龙汤主之。方见上

青龙汤下已,多唾口燥,寸脉沉,尺脉微,手足厥逆,气从小腹上冲胸咽,手足痹,其面翕热如醉状,因复下流阴股,小便难,时复冒者,与茯苓桂枝五味甘草汤,治其气冲。

[桂苓五味甘草汤]方

茯苓四两 桂枝四两,去皮 甘草炙,三两 五味子半升

上四味,以水八升,煮取三升,去滓,分温三服。

冲气即低,而反更咳,胸满者,用桂苓五味甘草汤,去桂加干姜、细辛,以治其咳满。

[苓甘五味姜辛汤]方

茯苓四两 甘草 干姜 细辛各三两 五味半升

上五味,以水八升,煮取三升,去滓,温服半升,日三。

咳满即止,而更复渴,冲气复发者,以细辛、干姜为热药也;服之当遂渴,而渴反止者,为支饮也:支饮者,法当冒,冒者必呕,呕者复内半夏,以去其水。

[桂苓五味甘草去桂加干姜细辛半夏汤]方

茯苓四两 甘草 细辛 干姜各二两 五味子 半夏

各半升

上六味，以水八升，煮取三升，去滓，温服半升，日三。

水去呕止，其人形肿者，加杏仁主之；其证应内麻黄，以其人遂痹，故不内之。若逆而内之者，必厥。所以然者，以其人血虚，麻黄发其阳故也。

［苓甘五味加姜辛半夏杏仁汤］方

茯苓<small>四两</small>　甘草<small>三两</small>　五味<small>半升</small>　干姜<small>三两</small>　细辛<small>三两</small>　半夏<small>半升</small>　杏仁<small>半升，去皮尖</small>

上七味，以水一斗，煮取三升，去滓温服半升，日三。

若面热如醉，此为胃热，上冲熏其面，加大黄以利之。

［苓甘五味加姜辛半杏大黄汤］方

茯苓<small>四两</small>　甘草<small>三两</small>　五味<small>半升</small>　干姜<small>三两</small>　细辛<small>三两</small>　半夏<small>半升</small>　杏仁<small>半升</small>　大黄<small>三两</small>

上八味，以水一斗，煮取三升，去滓，温服半升，日三。

先渴后呕，为水停心下，此属饮家，小半夏茯苓汤主之。<small>方见上</small>

消渴小便利淋病脉证
并治第十三

脉证九条　方六首

厥阴之为病,消渴,气上冲心,心中疼热,饥而不欲食,食即吐蚘,下之不肯止。寸口脉浮而迟,浮即为虚,迟即为劳,虚则卫气不足,劳则荣气竭。趺阳脉浮而数,浮即为气,数即消谷而大坚,一作紧气盛则溲数,溲数即坚,坚数相搏,即为消渴。

男子消渴,小便反多,以饮一斗,小便一斗,肾气圆主之。方见妇人杂病中

脉浮小便不利,微热消渴者,宜利小便,发汗,五苓散主之。

渴欲饮水,水入则吐者,名曰水逆,五苓散主之。方见上

渴欲饮水不止者,文蛤散主之。

[文蛤散]方

文蛤五两

上一味,杵为散,以沸汤五合,和服方寸匕。

淋之为病,小便如粟状,小腹弦急,痛引脐中。趺阳脉数,胃中有热,即消谷引食,大便必坚,小便即数。

淋家不可发汗,发汗则必便血。

小便不利者,有水气,其人苦渴,栝楼瞿麦圆主之。

[栝楼瞿麦丸]方

栝楼根二两　茯苓　薯蓣各三两　附子一枚,炮　瞿麦

一两

上五味,末之,炼蜜丸梧子大,饮服三丸,日三服,不知,增至七八丸,以小便利,腹中温为知。

小便不利,蒲灰散主之,滑石白鱼散、茯苓戎盐汤并主之。

[蒲灰散]方

蒲灰七分　滑石三分

上二味,杵为散,饮服方寸匕,日三服。

[滑石白鱼散]方

滑石二分　乱发二分,烧　白鱼二分

上三味,杵为散,饮服半钱匕,日三服。

[茯苓戎盐汤]方

茯苓半斤　白术二两　戎盐弹丸大一枚

上三味,……。

渴欲饮水,口干舌燥者,白虎加人参汤主之。方见中暍中脉浮发热,渴欲饮水,小便不利者,猪苓汤主之。

[猪苓汤]方

猪苓去皮　茯苓　阿胶　滑石　泽泻各一两

上五味,以水四升,先煮四味,取二升,去滓,内胶烊消,温服七合,日三服。

水气病脉证并治第十四

论七首　脉证五条　方九首

师曰:病有风水,有皮水,有正水,有石水,有黄汗。风水其脉自浮,外证骨节疼痛,恶风;皮水其脉亦浮,外证胕肿,按之没指,不恶风,其腹如鼓,不渴,当发其汗,正水其脉沉迟,外证自喘;石水其脉自沉,外证腹满不喘,黄汗其脉沉迟,身发热,胸满,四肢头面肿,久不愈,必致痈脓。

脉浮而洪,浮则为风,洪则为气。风气相搏,风强则为隐疹,身体为痒,痒为泄风,久为痂癞;气强则为水,难以俯仰。风气相击,身体洪肿,汗出乃愈,恶风则虚,此为风水;不恶风者,小便通利,上焦有寒,其口多涎,此为黄汗。

寸口脉沉滑者,中有水气,面目肿大,有热,名曰风水;视人之目裹上微拥,如蚕新卧起状,其颈脉动,时时咳,按其手足上陷而不起者,风水。

太阳病,脉浮而紧,法当骨节疼痛,反不疼,身体反重而酸,其人不渴,汗出即愈,此为风水。恶寒者,此为极虚,发汗得之。渴而不恶寒者,此为皮水。身肿而冷,状如周痹,胸中窒,不能食,反聚痛,暮躁不得眠,此为黄汗,痛在骨节。咳而喘,不渴者,此为脾胀,其状如肿,发汗即愈。然诸病此者,渴而下利,小便数者,皆不可发汗。

里水者,一身面目黄肿,其脉沉,小便不利,故令病

水,假如小便自利,此亡津液,故令渴也,越婢加术汤主
之。方见中风

　　趺阳脉当伏,今反紧,本自有寒,疝、瘕腹中痛,医反
下之,下之即胸满短气。趺阳脉当伏,今反数,本自有热,
消谷,小便数,今反不利,此欲作水。

　　寸口脉浮而迟,浮脉则热,迟脉则潜,热潜相搏,名曰
沉;趺阳脉浮而数,浮脉即热,数脉即止,热止相搏,名曰
伏;沉伏相搏,名曰水;沉则络脉虚,伏则小便难,虚难相
搏,水走皮肤,即为水矣。寸口脉弦而紧,弦则卫气不行,
即恶寒,水不沾流,走于肠间。少阴脉紧而沉,紧则为痛,
沉则为水,小便即难。脉得诸沉,当责有水,身体肿重,水
病脉出者死。夫水病人,目下有卧蚕,面目鲜泽,脉伏,其
人消渴,病水腹大,小便不利,其脉沉绝者,有水,可下之。

　　问曰:病下利后,渴饮水,小便不利,腹满因肿者,何
也? 答曰:此法当病水,若小便自利及汗出者,自当愈。

　　心水者,其身重而少气,不得卧,烦而躁,其人阴肿。
肝水者,其腹大不能自转侧,胁下腹痛,时时津液微生,小
便续通。肺水者,其身肿,小便难,时时鸭溏。脾水者,其
腹大,四肢苦重,津液不生,但苦少气,小便难。肾水者,
其腹大,脐肿,腰痛,不得溺,阴下湿如牛鼻上汗,其足逆
冷,面反瘦。

　　师曰:诸有水者,腰以下肿,当利小便;腰以上肿,当
发汗乃愈。

　　师曰:寸口脉沉而迟,沉则为水,迟则为寒,寒水相
搏,趺阳脉伏,水谷不化,脾气衰则鹜溏,胃气衰则身肿;
少阳脉卑,少阴脉细,男子则小便不利,妇人则经水不通,

经为血,血不利则为水,名曰血分。

问曰:病者苦水,面目身体四肢皆肿,小便不利,脉之不言水,反言胸中痛,气上冲咽,状如炙肉,当微咳喘。审如师言,其脉何类? 师曰:寸口脉沉而紧;沉为水,紧为寒,沉紧相搏,结在关元,始时当微,年盛不觉。阳衰之后,荣卫相干,阳损阴盛,结寒微动,肾气上冲,喉咽塞噎,胁下急痛。医以为留饮而大下之,气击不去,其病不除,后重吐之,胃家虚烦,咽燥欲饮水,小便不利,水谷不化,面目手足浮肿;又与葶苈圆下水,当时如小差,食饮过度,肿复如前,胸胁苦痛,象若奔豚,其水扬溢,则浮咳喘逆。当先攻击卫气令止,乃治咳,咳止,其喘自差。先治新病,病当在后。

风水脉浮,身重汗出恶风者,防己黄芪汤主之,腹痛者加芍药。

防己黄芪汤方方见湿病中

风水,恶风,一身悉肿,脉浮,不渴,续自汗出,无大热,越婢汤主之。

[越婢汤]方

麻黄六两 石膏半斤 生姜三两 甘草二两 大枣十五枚

上五味,以水六升,先煮麻黄,去上沫,内诸药,煮取三升,分温三服。

恶风者,加附子一枚,炮。

风水,加术四两。《古今录验》

皮水为病,四肢肿,水气在皮肤中,四肢聂聂动者,防己茯苓汤主之。

［防己茯苓汤］方

防己三两　黄芪三两　桂枝三两　茯苓六两　甘草二两

上五味,以水六升,煮取二升,分温三服。

里水,越婢加术汤主之,甘草麻黄汤亦主之。

［越婢加术汤］方　　见上。于内加白术四两。又见中风中

［甘草麻黄汤］方

甘草二两　麻黄四两

上二味,以水五升,先煮麻黄,去上沫,内甘草,煮取三升,温服一升,重复汗出,不汗再服,慎风寒。

水之为病,其脉沉小,属少阴;浮者为风,无水,虚胀者为气。水,发其汗即已。脉沉者宜麻黄附子汤,浮者宜杏子汤。

［麻黄附子汤］方

麻黄三两　甘草二两　附子一枚,炮

上三味,以水七升,先煮麻黄,去上沫,内诸药,煮取二升半,温服八分,日三服。

［杏子汤］方　　未见。恐是麻黄杏仁甘草石膏汤

厥而皮水者,蒲灰散主之。方见消渴中

问曰:黄汗之为病,身体肿一作:重,发热汗出而渴,状如风水,汗沾衣,色正黄如蘖汁,脉自沉,何从得之? 师曰:以汗出入水中浴,水从汗孔入得之,宜芪芍桂酒汤主之。

［黄芪芍药桂枝苦酒汤］方

黄芪五两　芍药三两　桂枝三两

上三味,以苦酒一升,水七升,相和煮取三升,温服一升,当心烦,服至六七日乃解。若心烦不止者,以苦酒阻

59

故也。一方用美酒醯代苦酒

黄汗之病,两胫自冷,假令发热,此属历节;食已汗出,又身常暮卧盗汗出者,此荣气也;若汗出已,反发热者,久久其身必甲错;发热不止者,必生恶疮;若身重汗出已,辄轻者,久久必身眲,眲即胸中痛,又从腰以上必汗出,下无汗,腰髋弛痛,如有物在皮中状,剧者不能食,身疼重,烦躁,小便不利,此为黄汗,桂枝加黄芪汤主之。

［桂枝加黄芪汤］方

桂枝　芍药各二两　甘草二两　生姜三两　大枣十二枚
黄芪二两

上六味,以水八升,煮取三升,温服一升,须臾,饮热稀粥一升余,以助药力,温复取微汗,若不汗更服。

师曰:寸口脉迟而涩,迟则为寒,涩为血不足;趺阳脉微而迟,微则为气,迟则为寒,寒气不足,则手足逆冷,手足逆冷,则荣卫不利,荣卫不利,则腹满胁鸣相逐;气转膀胱,荣卫俱劳;阳气不通,即身冷,阴气不通即骨疼;阳前通则恶寒,阴前通则痹不仁,阴阳相得,其气乃行,大气一转,其气乃散,实则失气,虚则遗溺,名曰气分。

气分,心下坚,大如盘,边如旋杯,水饮所作,桂枝去芍加麻辛附子汤主之。

［桂枝去芍药加麻黄细辛附子汤］方

桂枝三两　生姜三两　甘草二两　大枣十二枚　麻黄
细辛各二两　附子一枚,炮

上七味,以水七升,煮麻黄,去上沫,内诸药,煮取二升,分温三服,当汗出,如虫行皮中即愈。

心下坚,大如盘,边如旋盘,水饮所作,枳术汤主之。

[枳术汤]方

枳实七枚　白术二两

上二味,以水五升,煮取三升,分温三服,腹中软,即当散也。

附方:

《外台》[防己黄芪汤] 治风水,脉浮为在表,其人或头汗出,表无他病,病者但下重,从腰以上为和,腰以下当肿及阴,难以屈伸。方见风湿中

黄疸病脉证并治第十五

论二首　脉证十四条　方七首

寸口脉浮而缓,浮则为风,缓则为痹,痹非中风;四肢苦烦,脾色必黄,瘀热以行。趺阳脉紧而数,数则为热,热则消谷,紧则为寒,食即为满。尺脉浮为伤肾。趺阳脉紧为伤脾。风寒相搏,食谷即眩,谷气不消。胃中苦浊,浊气下流,小便不通,阴被其寒,热流膀胱,身体尽黄,名曰谷疸。额上黑,微汗出,手足中热,薄暮即发,膀胱急,小便自利,名曰女劳疸,腹如水状,不治。心中懊憹而热,不能食,时欲吐,名曰酒疸。

阳明病脉迟者,食难用饱,饱则发烦,头眩,小便必难,此欲作谷疸;虽下之,腹满如故,所以然者,脉迟故也。

夫病酒黄疸,必小便不利,其候心中热,足下热,是其证也。酒黄疸者,或无热,靖言了,腹满,欲吐,鼻燥,其脉浮者先吐之,沉弦者先下之。酒疸,心中热欲吐者,吐之愈。酒疸下之,久久为黑疸,目青面黑,心中如啖蒜齑状,大便正黑,皮肤爪之不仁,其脉浮弱,虽黑微黄,故知之。

师曰:病黄疸,发热烦喘,胸满口燥者,以病发时,火劫其汗,两热所得,然黄家所得,从湿得之。一身尽发热,面黄,肚热,热在里,当下之。脉沉,渴欲饮水,小便不利者,皆发黄。腹满,舌痿黄,躁不得睡,属黄家舌痿疑作身痿。黄疸之病,当以十八日为期,治之十日以上瘥,反剧为难治。疸而渴者,其疸难治;疸而不渴者,其疸可治。发于阴部,其人必呕;阳部,其人振寒而发热也。

谷疸之为病,寒热不食,食即头眩,心胸不安,久久发黄,为谷疸。茵陈蒿汤主之。

[茵陈蒿汤]方

茵陈蒿六两　　栀子十四枚　　大黄二两

上三味,以水一斗,先煮茵陈,减六升,内二味煮取三升,去滓,分温三服,小便当利,尿如皂角汁状,色正赤,一宿腹减,黄从小便去也。

黄家,日晡所发热,而反恶寒,此为女劳得之。膀胱急,少腹满,身尽黄,额上黑,足下热,因作黑疸。其腹胀如水状,大便必黑,时溏,此女劳之病,非水也。腹满者难治。硝石矾石散主之。

[硝石矾石散]方

硝石　　矾石烧,等分

上二味,为散,以大麦粥汁和服方寸匕,日三服。病随大小便去,小便正黄,大便正黑,是候也。

酒黄疸,心中懊憹,或热痛,栀子大黄汤主之。

[栀子大黄汤]方

栀子十四枚　　大黄一两　　枳实五枚　　豉一升

上四味,以水六升,煮取二升,分温三服。

诸病黄家,但利其小便,假令脉浮,当以汗解之,宜桂枝加黄芪汤主之。方见水气病中

诸黄,猪膏发煎主之。

[猪膏发煎]方

猪膏半斤　　乱发如鸡子大三枚

上二味,和膏中煎之,发消药成,分再服,病从小便出。

黄疸病,茵陈五苓散主之一本云:茵陈汤及五苓散并主之。

［茵陈五苓散］方

茵陈蒿末十分　五苓散五分　方见痰饮中

上二味和,先食饮方寸匕,日三服。

黄疸,腹满,小便不利而赤,自汗出,此为表和里实,当下之,宜大黄硝石汤。

［大黄硝石汤］方

大黄　黄蘗　硝石各四两　栀子十五枚

上四味,以水六升,煮取二升,去滓,内硝更煮,取一升,顿服。

黄疸病,小便色不变,欲自利,腹满而喘,不可除热,热除必哕;哕者,小半夏汤主之。方见痰饮中

诸黄,腹痛而呕者,宜柴胡汤。必小柴胡汤,方见呕吐中

男子黄,小便自利,当与虚劳小建中汤。方见虚劳中

附方：

［瓜蒂汤］治诸黄。方见暍病中

《千金》［麻黄醇酒汤］治黄疸。

麻黄三两

上一味,以美清酒五升,煮取二升半,顿服尽。冬月用酒,春月用水煮之。

惊悸吐衄下血胸满瘀血病脉证治第十六

脉证十二条　方五首

寸口脉动而弱,动即为惊,弱则为悸。

师曰:尺脉浮,目睛晕黄,衄未止,晕黄去目睛慧了,知衄今止。又曰:从春至夏衄者太阳,从秋至冬衄者阳明。衄家不可汗,汗出必额上陷,脉紧急,直视不能眴,不得眠。病人面无血色,无寒热,脉沉弦者衄;浮弱,手按之绝者,下血;烦咳者,必吐血。夫吐血,咳逆上气,其脉数而有热,不得卧者死。夫酒客咳者,必致吐血,此因极饮过度所致也。

寸口脉弦而大,弦则为减,大则为芤,减则为寒,芤则为虚,寒虚相击,此名曰革,妇人则半产漏下,男子则亡血。亡血不可发其表,汗出则寒栗而振。病人胸满,唇痿,舌青,口燥,但欲漱水,不欲咽,无寒热,脉微大来迟,腹不满,其人言我满,为有瘀血。病者如热状,烦满,口干燥而渴,其脉反无热,此为阴伏,是瘀血也,当下之。

火邪者,桂枝去芍药加蜀漆牡蛎龙骨救逆汤主之。

[桂枝救逆汤]方

桂枝三两,去皮　　甘草二两,炙　　生姜三两　　牡蛎五两,熬
龙骨四两　　大枣十二枚　　蜀漆三两,洗去腥

上为末,以水一斗二升,先煮蜀漆,减二升,内诸药,

煮取三升,去滓,温服一升。

心下悸者,半夏麻黄圆主之。

[半夏麻黄丸]方

半夏　麻黄_{等分}

上二味,末之,炼蜜和丸小豆大,饮服三丸,日三服。

吐血不止者,柏叶汤主之。

[柏叶汤]方

柏叶　干姜_{各三两}　艾_{三把}

上三味,以水五升,取马通汁一升合煮,取一升,分温再服。

下血,先便后血,此远血也,黄土汤主之。

[黄土汤]方　_{亦主吐血、衄血}

甘草　干地黄　白术　附子_炮　阿胶　黄芩_{各三两}灶中黄土_{半斤}

上七味,以水八升,煮取三升,分温二服。

下血,先血后便,此近血也,赤小豆当归散主之。_{方见狐惑中}　心气不足,吐血、衄血,泻心汤主之。

[泻心汤]方　_{亦治霍乱}

大黄_{二两}　黄连　黄芩_{各一两}

上三味,以水三升,煮取一升,顿服之。

呕吐哕下利病脉证治第十七

论一首　脉证二十七条　方二十三首

夫呕家有痈脓，不可治呕，脓尽自愈。先呕却渴者，此为欲解；先渴却呕者，为水停心下，此属饮家；呕家本渴，今反不渴者，以心下有支饮故也，此属支饮。

问曰：病人脉数，数为热，当消谷引食，而反吐者何也？师曰：以发其汗，令阳微膈气虚，脉乃数，数为客热，不能消谷，胃中虚冷故也。脉弦者虚也，胃气无余，朝食暮吐，变为胃反；寒在于上，医反下之，今脉反弦，故名曰虚。寸口脉微而数，微则无气，无气则荣虚，荣虚则血不足，血不足则胸中冷。趺阳脉浮而涩，浮则为虚，涩则伤脾，脾伤则不磨，朝食暮吐，暮食朝吐，宿谷不化，名曰胃反。脉紧而涩，其病难治。

病人欲吐者，不可下之。

哕而腹满，视其前后，知何部不利，利之即愈。

呕而胸满者，茱萸汤主之。

［茱萸汤］方

吴茱萸一升　人参三两　生姜六两　大枣十二枚

上四味，以水五升，煮取三升，温服七合，日三服。

干呕，吐涎沫，头痛者，茱萸汤主之。方见上

呕而肠鸣，心下痞者，半夏泻心汤主之。

［半夏泻心汤］方

67

半夏半斤洗　黄芩　干姜　人参各三两　黄连一两　大枣十二枚　甘草三两,炙

上七味,以水一斗,煮取六升,去滓,再煮取三升,温服一升,日三服。

干呕而利者,黄芩加半夏生姜汤主之。

［黄芩加半夏生姜汤］方

黄芩三两　甘草二两,炙　芍药一两　半夏半升　生姜三两　大枣十二个

上六味,以水一斗,煮取三升,去滓,温服一升,日再、夜一服。

诸呕吐,谷不得下者,小半夏汤主之。方见痰饮中

呕吐而病在膈上,后思水者解,急与之。思水者,猪苓散主之。

［猪苓散］方

猪苓　茯苓　白术各等分

上三味,杵为散,饮服方寸匕,日三服。

呕而脉弱,小便复利,身有微热,见厥者,难治。四逆汤主之。

［四逆汤］方

附子一枚,生用　干姜一两半　甘草二两,炙

上三味,以水三升,煮取一升二合,去滓,分温再服。强人可大附子一枚,干姜三两。

呕而发热者,小柴胡汤主之。

［小柴胡汤］方

柴胡半斤　黄芩三两　人参三两　甘草三两　半夏半升　生姜三两　大枣十二枚

上七味,以水一斗二升,煮取六升,去滓,再煎取三升,温服一升,日三服。

胃反呕吐者,大半夏汤主之。《千金》云:治胃反,不受食,食入即吐。《外台》云:治呕,心下痞硬者

[大半夏汤]方

半夏二升,洗完用　人参三两　白蜜一升

上三味,以水一斗二升,和蜜扬之二百四十遍,煮药取二升半,温服一升,余分再服。

食已即吐者,大黄甘草汤主之。《外台》方又治吐水

[大黄甘草汤]方

大黄四两　甘草一两

上二味,以水三升,煮取一升,分温再服。

胃反,吐而渴,欲饮水者,茯苓泽泻汤主之。

[茯苓泽泻汤]方　《外台》治消渴脉绝,胃反吐食之者,有小麦一升

茯苓半斤　泽泻四两　甘草二两　桂枝二两　白术三两　生姜四两

上六味,以水一斗,煮取三升,内泽泻,再煮取二升半,温服八合,日三服。

吐后渴欲得水而贪饮者,文蛤汤主之。兼主微风脉紧、头痛。

[文蛤汤]方

文蛤五两　麻黄　甘草　生姜各三两　石膏五两　杏仁五十个　大枣十二枚

上七味,以水六升,煮取二升,温服一升,汗出即愈。

干呕吐逆,吐涎沫,半夏干姜散主之。

[半夏干姜散]方

半夏　干姜各等分

上二味,杵为散,取方寸匕,浆水一升半,煎取七合,顿服之。

病人胸中似喘不喘,似呕不呕,似哕不哕,彻心中愦愦然无奈者,生姜半夏汤主之。

[生姜半夏汤]方

半夏半升　生姜汁一升

上二味,以水三升,煮半夏取二升,内生姜汁,煮取一升半,小冷分四服,日三、夜一服,止,停后服。

干呕,哕,若手足厥者,橘皮汤主之。

[橘皮汤]方

橘皮四两　生姜半斤

上二味,以水七升,煮取三升,温服一升,下咽即愈。

哕逆者,橘皮竹茹汤主之。

[橘皮竹茹汤]方

橘皮二斤　竹茹二升　大枣三十枚　生姜半斤　甘草五两　人参一两

上六味,以水一斗,煮取三升,温服一升,日三服。

夫六腑气绝于外者,手足寒,上气脚缩,五脏气绝于内者,利不禁,下甚者,手足不仁。下利脉沉弦者,下重;脉大者,为未止;脉微弱数者,为欲自止,虽发热不死。下利,手足厥冷,无脉者,灸之不温,若脉不还,反微喘者死。少阴负趺阳者,为顺也。下利,有微热而渴,脉弱者,今自愈。下利脉数,有微热汗出,今自愈;设脉紧,为未解。下利,脉数而渴者,今自愈;设不差,必清脓血,以有热故也。

下利,脉反弦,发热身汗者,自愈。下利气者,当利其小便。下利,寸脉反浮数,尺中自涩者,必清脓血。下利清谷,不可攻其表,汗出必胀满。下利,脉沉而迟,其人面少赤,身有微热,下利清谷者,必郁冒汗出而解,病人必微厥,所以然者,其面戴阳,下虚故也。下利后脉绝,手足厥冷,晬时脉还,手足温者生,脉不还者死。下利,腹胀满,身体疼痛者,先温其里,乃攻其表。温里宜四逆汤,攻表宜桂枝汤。

[四逆汤]方　方见上

[桂枝汤]方

桂枝三两,去皮　芍药三两　甘草三两,炙　生姜三两　大枣十二枚

上五味,㕮咀,以水七升,微火煮取三升,去滓,适寒温服一升,服已,须臾啜稀粥一升,以助药力,温复令一时许,遍身漐漐微似有汗者益佳,不可令如水淋漓,若一服汗出病差,停后服。

下利三部脉皆平,按之心下坚者,急下之,宜大承气汤。下利脉迟而滑者,实也,利未欲止,急下之,宜大承气汤。下利,脉反滑者,当有所去,下乃愈,宜大承气汤。下利已差,至其年月日时复发者,以病不尽故也,当下之,宜大承气汤。

[大承气汤]方　见痉病中

下利谵语者,有燥屎也,小承气汤主之。

[小承气汤]方

大黄四两　厚朴三两,炙　枳实大者三枚,炙

上三味,以水四升,煮取一升二合,去滓,分温二服,

71

得利则止。

下利便脓血者,桃花汤主之。

[桃花汤]方

赤石脂一斤,一半剉,一半筛末　干姜一两　粳米一升

上三味,以水七升,煮米令熟,去滓,温七合,内赤石脂末方寸匕,日三服,若一服愈,余勿服。热利下重者,白头翁汤主之。

[白头翁汤]方

白头翁三两　黄连　黄蘗　秦皮各三两

上四味,以水七升,煮取二升,去滓,温服一升,不愈更服。

下利后,更烦,按之心下濡者,为虚烦也,栀子豉汤主之。

[栀子豉汤]方

栀子十四枚　香豉四合,绵裹

上二味,以水四升,先煮栀子,得二升半,内豉煮取一升半,去滓,分二服,温进一服,得吐则止。

下利清谷,里寒外热,汗出而厥者,通脉四逆汤主之。

[通脉四逆汤]方

附子大者一枚,生用　干姜三两,强人可四两　甘草二两,炙

上三味,以水三升,煮取一升二合,去滓,分温再服。

下利肺痛,紫参汤主之。

[紫参汤]方

紫参半斤　甘草三两

上二味,以水五升,先煮紫参取二升,内甘草煮取一升半,分温三服。疑非仲景方

气利,诃梨勒散主之。

[诃梨勒散]方

诃梨勒十枚,煨

上一味,为散,粥饮和,顿服。疑非仲景方

附方:

《千金翼》[小承气汤]治大便不通,哕,数谵语。方
见上

《外台》[黄芩汤]治干呕下利。

黄芩　人参　干姜各二两　桂枝一两　大枣十二枚　半
夏半升

上六味,以水七升,煮取三升,温分三服。

疮痈肠痈浸淫病脉证并治第十八

论一首　脉证三条　方六首

诸浮数脉,应当发热,而反洒淅恶寒,若有痛处,当发其痈。

师曰:诸痈肿欲知有脓、无脓,以手掩肿上热者,为有脓;不热者,为无脓。

肠痈之为病,其身甲错,腹皮急,按之濡如肿状,腹无积聚,身无热,脉数,此为肠内有痈脓,薏苡附子败酱散主之。

[薏苡附子败酱散]方

薏苡仁十分　附子二分　败酱五分

上三味,杵为末,取方寸匕,以水二升,煎减半,顿服,小便当下。

肠痈者,少腹肿痞,按之即痛,如淋,小便自调,时时发热,自汗出,复恶寒。其脉迟紧者,脓未成,可下之,当有血;脉洪数者,脓已成,不可下也,大黄牡丹汤主之。

[大黄牡丹汤]方

大黄四两　牡丹一两　桃仁五十个　瓜子半升　芒硝三合

上五味,以水六升,煮取一升,去滓,内芒硝,再煎沸,顿服之,有脓当下,如无脓,当下血。

问曰：寸口脉浮微而涩，法当亡血，若汗出，设不汗者云何？答曰：若身有疮，被刀斧所伤，亡血故也。

病金疮，王不留行散主之。

[王不留行散]方

王不留行十分　八月八日采　蒴藋细叶十分　七月七日采 桑东南根白皮十分　三月三日采　甘草十八分　川椒三分，除目及 闭口，去汗　黄芩二分　干姜二分　芍药二分　厚朴二分

上九味，桑根皮以上三味烧灰存性，勿令灰过，各别杵筛，合治之为散，服方寸匕，小疮即粉之，大疮但服之，产后亦可服。如风寒，桑东根勿取之，前三物皆阴干百日。

[排脓散]方

枳实十六枚　芍药六分　桔梗二分

上三味，杵为散，取鸡子黄一枚，以药散与鸡黄相等，揉和令相得，饮和服之，日一服。

[排脓汤]方

甘草二两　桔梗三两　生姜一两　大枣十枚

上四味，以水三升，煮取一升，温服五合，日再服。

浸淫疮，从口流向四肢者，可治；从四肢流来入口者，不可治。

浸淫疮，黄连粉主之。方未见

跌蹶手指臂肿转筋阴狐疝
蛔虫病脉证治第十九

师曰：病跌蹶，其人但能前，不能却，刺腨入二寸，此太阳经伤也。

病人常以手指臂肿动，此人身体瞤瞤者，藜芦甘草汤主之。

［藜芦甘草汤］方　未见

转筋之为病，其人臂脚直，脉上下行，微弦，转筋入腹者，鸡屎白散主之。

［鸡屎白散］方

鸡屎白

上一味，为散，取方寸匕，以水六合，和温服。

阴狐疝气者，偏有小大，时时上下，蜘蛛散主之。

［蜘蛛散］方

蜘蛛十四枚,熬焦　桂枝半两

上二味，为散，取八分一匕，饮和服，日再服，蜜圆亦可。

问曰：病腹痛有虫，其脉何以别之？师曰：腹中痛，其脉当沉，若弦反洪大，故有蛔虫。

蛔虫之为病，令人吐涎，心痛发作有时，毒药不止，甘草粉蜜汤主之。

[甘草粉蜜汤]方

甘草二两　粉一两重　蜜四两

上三味,以水三升,先煮甘草取二升,去滓,内粉蜜,搅令和,煎如薄粥,温服一升,差即止。

蛔厥者,当吐蛔,令病者静而复时烦,此为脏寒,蛔上入膈,故烦;须臾复止,得食而呕,又烦者,蛔闻食臭出,其人当自吐蛔。

蛔厥者,乌梅圆主之。

[乌梅圆]方

乌梅三百个　细辛六两　干姜十两　黄连一斤　当归四两　附子六两,炮　川椒四两,去汗　桂枝六两　人参　黄蘗各六两

上十味,异捣筛,合治之,以苦酒渍乌梅一宿,去核,蒸之五升米下,饭熟捣成泥,和药令相得,内臼中,与蜜杵二千下,圆如梧子大,先食饮服十圆,日三服,稍加至二十圆。禁生、冷、滑、臭等食。

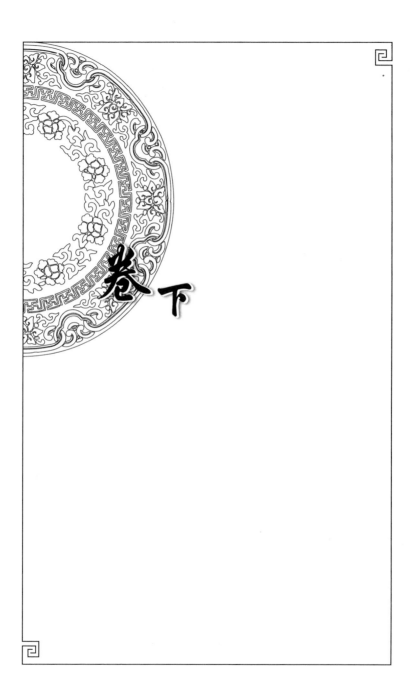

卷 下

妇人妊娠病脉证并治第二十

师曰：妇人得平脉，阴脉小弱，其人渴，不能食，无寒热，名妊娠，桂枝汤主之。方见利中于法六十日当有此证，设有医治逆者，却一月，加吐下者，则绝之。

妇人宿有癥病，经断未及三月，而得漏下不止，胎动在脐上者，为癥痼害。妊娠六月动者，前三月经水利时，胎也。下血者，后断三月衃也。所以血不止者，其癥不去故也，当下其癥，桂枝茯苓圆主之。

[桂枝茯苓丸]方

桂枝　茯苓　牡丹去心　桃仁去皮尖，熬　芍药各等分

上五味，末之，炼蜜和丸如兔屎大，每日食前服一丸，不知，加至三丸。

妇人怀娠六七月，脉弦发热，其胎愈胀，腹痛恶寒者，少腹如扇，所以然者，子脏开故也，当以附子汤温其脏。方未见

师曰：妇人有漏下者；有半产后因续下血都不绝者；有妊娠下血者，假令妊娠腹中痛，为胞阻，胶艾汤主之。

[芎归胶艾汤]方　一方加干姜一两。胡洽治妇人胞动无干姜

芎䓖　阿胶　甘草各二两　艾叶　当归各三两　芍药四两　干地黄

上七味，以水五升，清酒三升，合煮取三升，去滓，内

81

胶令消尽,温服一升,日三服,不差更作。

妇人怀娠腹中疠痛,当归芍药散主之。

[当归芍药散]方

当归三两　芍药一斤　茯苓四两　白术四两　泽泻半斤

芎䓖半斤　一作三两

上六味,杵为散,取方寸匕,酒和,日三服。

妊娠呕吐不止,干姜人参半夏丸主之。

[干姜人参半夏丸]方

干姜　人参各一两　半夏二两

上三味,末之,以生姜汁糊为丸如梧子大,饮服十丸,日三服。

妊娠小便难,饮食如故,当归贝母苦参丸主之。

[当归贝母苦参丸]方　男子加滑石半两

当归　贝母　苦参各四两

上三味,末之,炼蜜丸如小豆大,饮服三丸,加至十丸。

妊娠有水气,身重,小便不利,洒淅恶寒,起即头眩,葵子茯苓散主之。

[葵子茯苓散]方

葵子一斤　茯苓三两

上二味,杵为散,饮服方寸匕,日三服,小便利则愈。

妇人妊娠,宜常服当归散主之。

[当归散]方

当归　黄芩　芍药　芎䓖各一斤　白术半斤

上五味,杵为散,酒饮服方寸匕,日再服。妊娠常服,即易产,胎无苦疾,产后百病悉主之。

妊娠养胎，白术散主之。

[白术散]方　见《外台》

白术　芎䓖　蜀椒三分，去汗　牡蛎

上四味，杵为散，酒服一钱匕，日三服，夜一服。但苦痛加芍药；心下毒痛倍加芎䓖；心烦吐痛不能食饮，加细辛一两，半夏大者二十枚，服之后，更以醋浆水服之；若呕，以醋浆水服之，复不解者，小麦汁服之；已后渴者，大麦粥服之。病虽愈，服之勿置。

妇人伤胎怀身，腹满不得小便，从腰以下重，如有水气状，怀身七月，太阴当养不养，此心气实，当刺泻劳宫及关元，小便微利则愈。见《玉函》

妇人产后病脉证治
第二十一

论一首　证六条　方八首

问曰:新产妇人有三病,一者病痉,二者病郁冒,三者大便难,何谓也? 师曰:新产血虚,多汗出,喜中风,故令病痉;亡血复汗,寒多,故令郁冒;亡津液胃燥,故大便难。产妇郁冒,其脉微弱,呕不能食,大便反坚,但头汗出,所以然者,血虚而厥,厥而必冒,冒家欲解,必大汗出,以血虚下厥,孤阳上出,故头汗出。所以产妇喜汗出者,亡阴血虚,阳气独盛,故当汗出,阴阳乃复。大便坚,呕不能食,小柴胡汤主之。方见呕吐中

病解能食,七八日更发热者,此为胃实,大承气汤主之。见痉病中

产后腹中疞痛,当归生姜羊肉汤主之。并治腹中寒疝,虚劳不足。

[当归生姜羊肉汤]方　见寒疝中

产后腹痛,烦满不得卧,枳实芍药散主之。

[枳实芍药散]方

枳实烧令黑,勿大过　芍药等分

上二味,杵为散,服方寸匕,日三服,并主痈脓,以麦粥下之。

师曰:产妇腹痛,法当以枳实芍药散,假令不愈者,此

为腹中有干血着脐下,宜下瘀血汤主之。亦主经水不利。

[下瘀血汤]方

大黄三两　桃仁二十枚　蟅虫二十枚,熬,去足

上三味,末之,炼蜜和为四丸,以酒一升,煎一丸,取八合,顿服之,新血下如豚肝。

产后七八日,无太阳证,少腹坚痛,此恶露不尽,不大便,烦躁发热,切脉微实,再倍发热,日晡时烦躁者,不食,食则谵语,至夜即愈,宜大承气汤主之。热在里,结在膀胱也。见痉病中

产后风,续之数十日不解,头微痛恶寒,时时有热,心下闷,干呕汗出,虽久,阳旦证续在耳,可与阳旦汤。即桂枝汤。方见下利中

产后中风,发热,面正赤,喘而头痛,竹叶汤主之。

[竹叶汤]方

竹叶一把　葛根三两　防风一两　桔梗　桂枝　人参甘草各一两　附子一枚,炮　大枣十五枚　生姜五两

上十味,以水一斗,煮取二升半,分温三服,温复使汗出。颈项强,用大附子一枚,破之如豆大,前药扬去沫,呕者,加半夏半升洗。

妇人乳中虚,烦乱,呕逆,安中益气,竹皮大圆主之。

[竹皮大丸]方

生竹茹二分　石膏二分　桂枝一分　甘草七分　白薇一分

上五味,末之,枣肉和丸弹子大,以饮服一丸,日三、夜二服。有热者,倍白薇;烦喘者,加柏实一分。

产后下利虚极,白头翁加甘草阿胶汤主之。

[白头翁加甘草阿胶汤]方

白头翁　甘草　阿胶各二两　秦皮　黄连　蘗皮各三两

上六味,以水七升,煮取二升半,内胶令消尽,分温三服。

附方:

《千金》[三物黄芩汤] 治妇人在草蓐自发露得风。四肢苦烦热,头痛者,与小柴胡汤;头不痛但烦者,此汤主之。

黄芩一两　苦参二两　干地黄四两

上三味,以水六升,煮取二升,温服一升,多吐下虫。

《千金》[内补当归建中汤] 治妇人产后虚赢不足,腹中刺痛不止,吸吸少气,或苦少腹中急,摩痛引腰背,不能食饮。产后一月,日得服四五剂为善,令人强壮宜。

当归四两　桂枝三两　芍药六两　生姜三两　甘草二两
大枣十二枚

上六味,以水一斗,煮取三升,分温三服,一日令尽。若大虚,加饴糖六两,汤成内之,于火上暖令饴消,若去血过多,崩伤内衄不止,加地黄六两,阿胶二两,合八味,汤成内阿胶,若无当归,以芎䓖代之,若无生姜,以干姜代之。

妇人杂病脉证并治
第二十二

论一首　脉证合十四条　方十四首

妇人中风七八日，续来寒热，发作有时，经水适断，此为热入血室。其血必结，故使如疟状，发作有时，小柴胡汤主之。方见呕吐中

妇人伤寒发热，经水适来，昼日明了，暮则谵语，如见鬼状者，此为热入血室。治之无犯胃气及上二焦，必自愈。

妇人中风，发热恶寒，经水适来，得七八日，热除，脉迟，身凉和，胸胁满，如结胸状，谵语者，此为热入血室也，当刺期门，随其实而取之。

阳明病，下血谵语者，此为热入血室，但头汗出，当刺期门，随其实而泻之。濈然汗出者愈。

妇人咽中如有炙脔，半夏厚朴汤主之。

[半夏厚朴汤]方　《千金》作胸满心下坚，咽中帖帖如有炙肉，吐之不出，吞之不下。

半夏一升　厚朴三两　茯苓四两　生姜五两　干苏叶二两

上五味，以水七升，煮取四升，分温四服，日三、夜一服。

妇人脏躁，喜悲伤，欲哭，象如神灵所作，数欠伸，甘麦大枣汤主之。

[甘草小麦大枣汤]方

甘草三两　　小麦一升　　大枣十枚

上三味,以水六升,煮取三升,温分三服,亦补脾气。

妇人吐涎沫,医反下之,心下即痞,当先治其吐涎沫,小青龙汤主之。涎沫止,乃治痞,泻心汤主之。

[小青龙汤]方　　见肺痈中

[泻心汤]方　　见惊悸中

妇人之病,因虚积冷结气,为诸经水断绝,至有历年血寒,积结胞门。寒伤经络,凝坚在上,呕吐涎唾,久成肺痈,形体损分;在中盘结,绕脐寒疝,或两胁疼痛,与脏相连,或结热中,痛在关元,脉数无疮,肌若鱼鳞,时著男子,非止女身;在下未多,经候不匀,令阴掣痛,少腹恶寒,或引腰脊,下根气街,气冲急痛,膝胫疼烦,奄忽眩冒,状如厥癫,或有忧惨,悲伤多嗔,此皆带下,非有鬼神。久则羸瘦,脉虚多寒,三十六病,千变万端,审脉阴阳,虚实紧弦,行其针药,治危得安,其虽同病,脉各异源,子当辩记,勿谓不然。

问曰:妇人年五十,所病下利数十日不止,暮即发热,少腹里急,腹满,手掌烦热,唇口干燥,何也? 师曰:此病属带下。何以故? 曾经半产,瘀血在少腹不去。何以知之? 其证唇口干燥,故知之。当以温经汤主之。

[温经汤]方

吴茱萸三两　　当归　　芎劳　　芍药各二两　　人参　　桂枝
阿胶　　牡丹皮去心　　生姜　　甘草各二两　　半夏半升　　麦门冬一升,去心

上十二味,以水一斗,煮取三升,分温三服。亦主妇

人少腹寒,久不受胎,兼取崩中去血,或月水来过多,及至期不来。

带下经水不利,少腹满痛,经一月再见者,土瓜根散主之。

[土瓜根散]方　阴癫肿亦主之

土瓜根　芍药　桂枝　䗪虫各三分

上四味,杵为散,酒服方寸匕,日三服。

寸口脉弦而大,弦则为减,大则为芤,减则为寒,芤则为虚,寒虚相搏,此名曰革。妇人则半产漏下,旋覆花汤主之。

[旋覆花汤]方

旋覆花三两　葱十四茎　新绛少许

上三味,以水三升,煮取一升,顿服之。

妇人陷经漏下,黑不解,胶姜汤主之。臣亿等校诸本无胶姜汤方,想是妊娠中胶艾汤

妇人少腹满,如敦状,小便微难而不渴,生后者,此为水与血,俱结在血室也,大黄甘遂汤主之。

[大黄甘遂汤]方

大黄四两　甘遂二两　阿胶二两

上三味,以水三升,煮取一升,顿服之,其血当下。

妇人经水不利下,抵当汤主之。亦治男子膀胱满急有瘀血者

[抵当汤]方

水蛭三十个,熬　虻虫三十枚,熬,去翅足　桃仁二十个,去皮尖　大黄三两,酒浸

上四味,为末,以水五升,煮取三升,去滓,温服一升。

妇人经水闭不利,脏坚癖不止,中有干血,下白物,矾石丸主之。

[矾石丸]方

矾石三分,烧　杏仁一分

上二味,末之,炼蜜和丸枣核大,内脏中,剧者再内之。

妇人六十二种风,及腹中血气刺痛,红蓝花酒主之。

[红蓝花酒]方　　疑非仲景方

红蓝花一两

上一味,以酒一大升,煎减半,顿服一半,未止再服。

妇人腹中诸疾痛,当归芍药散主之。

[当归芍药散]方　见前妊娠中

妇人腹中痛,小建中汤主之。

[小建中汤]方　见前虚劳中

问曰:妇人病,饮食如故,烦热不得卧,而反倚息者,何也?师曰:此名转胞,不得溺也。以胞系了戾,故致此病,但利小便则愈,宜肾气圆主之。

[肾气丸]方

干地黄八两　薯蓣四两　山茱萸四两　泽泻三两　茯苓三两　牡丹皮三两　桂枝　附子炮,各一两

上八味,末之,炼蜜和丸梧子大,酒下十五丸,加至二十五丸,日再服。

[蛇床子散]方　温阴中坐药。

蛇床子仁

上一味,末之,以白粉少许,和合相得,如枣大,绵裹内之,自然温。

少阴脉滑而数者，阴中即生疮，阴中蚀疮烂者，狼牙汤洗之。

[**狼牙汤**]方

狼牙三两

上一味，以水四升，煮取半升，以绵缠筯如茧，浸汤沥阴中，日四遍。

胃气下泄，阴吹而正喧，此谷气之实也，膏发煎导之。

[**膏发煎**]方　　见黄疸中

[**小儿疳虫蚀齿**]方　　疑非仲景方

雄黄　葶苈

上二味，末之，取腊日猪脂，熔，以槐枝绵裹头四、五枚，点药烙之。

杂疗方第二十三

论一首　证一条　方二十二首

退五脏虚热,[四时加减柴胡饮子]方

冬三月加:柴胡八分　白术八分　大腹槟榔四枚,并皮子用　陈皮五分　生姜五分　桔梗七分

春三月加:枳实　减:白术　共六味

夏三月加:生姜三分　枳实五分　甘草三分　共八味。

秋三月加:陈皮三分　共六味。

上各㕮咀,分为三贴,一贴以水三升,煮取二升,分温三服,如人行四五里进一服。如四体壅,添甘草少许,每贴分作三小贴,每小贴以水一升,煮取七合,温服,再合滓为一服,重煮都成四服。疑非仲景方

[长服诃黎勒丸]方　　疑非仲景方

诃黎勒　陈皮　厚朴各三两

上三味,末之,炼蜜丸如梧子大,酒饮服二十丸,加至三十丸。

[三物备急丸]方　　见《千金》司空裴秀为散用亦可。先和成汁,乃倾口中,令从齿间得入,至良验。

大黄一两　干姜一两　巴豆一两,去皮心,熬,外研如脂

上药各须精新,先捣大黄、干姜为末,研巴豆内

92

中,合治一千杵,用为散,蜜和丸亦佳,密器中贮之,莫令歇。主心腹诸卒暴百病。若中恶客忤,心腹胀满,卒痛如锥刺,气急口噤,停尸卒死者,以暖水若酒服大豆许三四丸,或不下,捧头起,灌令下咽,须臾当差,如未差,更与三丸,当腹中鸣,即吐下便差。若口噤,亦须折齿灌之。

治伤寒令愈不复,[**紫石寒食散**]方　见《千金翼》

紫石英　白石英　赤石脂　钟乳碓炼　栝楼根　防风　桔梗　文蛤　鬼臼各十分　太一余粮十分,烧　干姜附子炮去皮　桂枝去皮,各四分

上十三味,杵为散,酒服方寸匕。

[救卒死方]

薤捣汁灌鼻中。

又方:

雄鸡冠割取血,管吹内鼻中。

猪脂如鸡子大,苦酒一升煮沸灌喉中。

鸡肝及血涂面上,以灰围四旁,立起。

大豆二七粒,以鸡子白并酒和,尽以吞之。

[救卒死而壮热者方]

矾石半斤,以水一斗半煮消,以渍脚令没踝。

[救卒死而目闭者方]

骑牛临面,捣薤汁灌耳中,吹皂荚末鼻中,立效。

[救卒死而张口反折者方]

灸手足两爪后十四壮了,饮以五毒诸膏散。有巴豆者

［救卒死而四肢不收失便者方］

马屎一升,水三斗,煮取二斗以洗之;又取牛洞稀粪也一升,温酒灌口中,灸心下一寸、脐上三寸、脐下四寸各一百壮,差。

［救小儿卒死而吐利不知是何病方］

狗屎一丸,绞取汁以灌之。无湿者,水煮干者取汁。

尸蹶脉动而无气,气闭不通,故静而死也,治方脉证见上卷

菖蒲屑,内鼻两孔中吹之,令人以桂屑着舌下。

又方:

剔取左角发方寸烧末,酒和,灌令入喉,立起。

［救卒死客忤死还魂汤主之方］

《千金方》云:主卒忤鬼击飞尸,诸奄忽气绝,无复觉,或已无脉,口禁拗不开,去齿下汤。汤下口不下者,分病人发左右,捉搯肩引之。药下复增取一升,须臾立苏。

麻黄三两,去节 一方四两　　杏仁去皮尖,七十个　　甘草一两,炙 《千金》用桂心二两

上三味,以水八升,煮取三升,去滓,分令咽之。通治诸感忤。

又方:

韭根一把　　乌梅二七个　　吴茱萸半升,炒

上三味,以水一斗煮之,以病人栉内中,三沸,栉浮者生,沉者死。煮取三升,去滓,分饮之。

救自缢死,旦至暮虽已冷,必可治;暮至旦,小难也,恐此当言忿气盛故也。然夏时夜短于昼,又热犹应可治。

又云：心下若微温者，一日以上，犹可治之方

徐徐抱解，不得截绳，上下安被卧之。一人以脚踏其两肩，手少挽其发，常弦弦勿纵之；一人以手按据胸上，数动之；一人摩捋臂胫屈伸之，若已僵，但渐渐强屈之，并按其腹。如此一炊顷，气从口出，呼吸眼开，而犹引按莫置，亦勿若劳之，须臾，可少桂汤及粥清含与之，令濡喉，渐渐能咽，及稍止。若向令两人以管吹其两耳，罙好。此法最善，无不活也。

［凡中暍死，不可使得冷，得冷便死，疗之方］

屈草带，绕暍人脐，使三两人溺其中，令温。亦可用热泥和屈草，亦可扣瓦椀底按及车缸以着暍人，取令溺，须得流去，此谓道路穷，卒无汤，当令溺其中，欲使多人溺，取令温若汤，便可与之，不可泥及车缸，恐此物冷，暍既在夏月，得热泥土、暖车缸，亦可用也。

［救溺死方］

取灶中灰两石余，以埋人，从头至足，水出七孔，即活。

上疗自缢溺暍之法，并出自张仲景为之，其意殊绝，殆非常情所及，本草所能关，实救人之大术矣。伤寒家数有暍病，非此遇热之暍。见《外台》、《肘后》目

［治马坠及一切筋骨损方］ 见《肘后》方

大黄一两,切浸,汤成下　绯帛如手大,烧灰　乱发如鸡子大,烧灰用　久用炊单布一尺,烧灰　败蒲一握三寸　桃仁四十九个,去皮尖熬　甘草如中指节,炙剉

上七味,以童子小便量多少煎汤成,内酒一大盏,次下大黄,去滓,分温三服。先判败蒲席半领,煎汤浴,衣被盖复,斯须通利数行,痛楚立差。利及浴水赤,勿怪,即瘀血也。

禽兽鱼虫禁忌并治
第二十四

论辩二首　合九十法　方二十一首

　　凡饮食滋味,以养于生,食之有妨,反能为害,自非服药炼液,焉能不饮食乎? 切见时人,不闲调摄,疾疢竞起,若不因食而生,苟全其生,须知切忌者矣。所食之味,有与病相宜,有与身为害,若得宜则益体,害则成疾,以此致危,例皆难疗。凡煮药饮汁,以解毒者,虽云救急,不可热饮,诸毒病得热更甚,宜冷饮之。

　　肝病禁辛,心病禁咸,脾病禁酸,肺病禁苦,肾病禁甘;春不食肝,夏不食心,秋不食肺,冬不食肾,四季不食脾。辩曰:春不食肝者,为肝气王,脾气败,若食肝,则又补肝,脾气败尤甚,不可救。又肝王之时,不可以死气入肝,恐伤魂也。若非王时即虚,以肝补之佳,余脏准此。

　　凡肝脏自不可轻啖,自死者弥甚。凡心皆为神识所舍,勿食之,使人来生复其报对矣。凡肉及肝,落地不着尘土者,不可食之。猪肉落水浮者,不可食。诸肉及鱼,若狗不食,鸟不啄者,不可食。诸肉不干,火炙不动,见水自动者,不可食之。肉中有如朱点者,不可食之。六畜肉热血不断者,不可食之。父母及身本命肉,食之令人神魂不安。食肥肉及热羹,不得饮冷水。诸五脏及鱼,投地尘土不污者,不可食之。秽饭、馁肉、臭鱼,食之皆伤人。自

97

死肉,口闭者,不可食之。六畜自死,皆疫死,则有毒,不可食之。兽自死,北首及伏地者,食之杀人。食生肉,饱饮乳,变成白虫一作:血蛊。疫死牛肉,食之令病洞下,亦致坚积,宜利药下之。脯藏米瓮中,有毒,及经夏食之,发肾病。

[治自死六畜肉中毒方]

黄蘗屑,捣服方寸匕。

[治食郁肉漏脯中毒方] 　郁肉,密器盖之隔宿者是也。漏脯,茅屋漏下沾着者是也。

烧犬屎,酒服方寸匕,每服人乳汁亦良。饮生韭汁三升,亦得。

[治黍米中藏干脯食之中毒方]

大豆,浓煮汁饮数升即解。亦治狸肉漏脯等毒。

[治食生肉中毒方]

掘地深三尺,取其下土三升,以水五升煮数沸,澄清汁,饮一升,即愈。

[治六畜鸟兽肝中毒方]

水浸豆豉,绞取汁,服数升愈。

马脚无夜眼者,不可食之。食酸马肉,不饮酒,则杀人。马肉不可热食,伤人心。马鞍下肉,食之杀人。白马黑头者,不可食之。白马青蹄者,不可食之。马肉、独肉共食,饱醉卧,大忌。驴、马肉合猪肉食之,成霍乱。马肝及毛,不可妄食,中毒害人。

[治马肝毒中人未死方]

雄鼠屎二七粒,末之,水和服,日再服。屎尖者是又方：

人垢，取方寸匕，服之佳。

[治食马肉中毒欲死方]

香豉二两　杏仁三两

上二味，蒸一食顷熟，杵之服，日再服。

又方：

煮芦根汁饮之良。

疫死牛，或目赤，或黄，食之大忌。牛肉共猪肉食之，必作寸白虫。青牛肠，不可合犬肉食之。牛肺从三月至五月，其中有虫如马尾，割去勿食，食则损人。牛、羊、猪肉，皆不得以楮木、桑木蒸炙，食之令人腹内生虫。啖蛇牛肉杀人。何以知之？啖蛇者，毛发向后顺者是也。

[治啖蛇牛肉食之欲死方]

饮人乳汁一升，立愈。

又方：

以泔洗头，饮一升愈。

牛肚细切，以水一斗，煮取一升，暖饮之，大汗出者愈。

[治食牛肉中毒方]

甘草煮汁饮之，即解。

羊肉其有宿热者，不可食之。羊肉不可共生鱼、酪食之，害人。羊蹄甲中有珠子白者，名羊悬筋，食之令人癫。白羊黑头，食其脑，作肠痈。羊肝共生椒食之，破人五脏。猪肉共羊肝和食之，令人心闷。猪肉以生胡荽同食，烂人脐。猪脂不可合梅子食之。猪肉和葵食之，少气。鹿人不可和蒲白作羹，食之发恶疮。麋脂及梅李子，若妊妇食之，令子青盲，男子伤精。麕肉不可合蝦及生菜、梅、李果食之，皆病人。痼疾人不可食熊肉，令终身不愈。白犬自死，不出舌者，食之害人。食狗鼠余，令人发瘘疮。

［治食犬肉不消，心下坚，或腹胀，口干大渴，心急发热，妄语如狂，或洞下方］

杏仁一升，合皮熟研用

以沸汤三升，和取汁，分三服，利下肉片，大验。

妇人妊娠，不可食兔肉、山羊肉，及鳖、鸡、鸭，令子无声音。兔肉不可合白鸡肉食之，令人面发黄。兔肉着干姜食之，成霍乱。凡鸟自死，口不闭，翅不合者，不可食之。诸禽肉，肝青者，食之杀人。鸡有六翮四距者，不可食之。乌鸡白首者，不可食之。鸡不可共葫蒜食之，滞气一云：鸡子。山鸡不可合鸟兽肉食之。雉肉久食之，令人瘦。鸭卵不可合鳖肉食之。妇人妊娠，食雀肉，令子淫乱无耻。雀肉不可合李子食之。燕肉勿食，入水为蛟龙所嗷。

［鸟兽有中毒箭死者，其肉有毒，解之方］

大豆，煮汁及盐汁服之解。

鱼头正白如连珠至脊上，食之杀人。鱼头中无腮者，不可食之，杀人。鱼无肠胆者，不可食之，三年阴不起，女子绝生。鱼头似有角者，不可食之。鱼目合者，不可食之。六甲日，勿食鳞甲之物。鱼不可合鸡肉食之。鱼不得合鸬鹚肉食之。鲤鱼鲊，不可合小豆藿食之；其子不可合猪肝食之，害人。鲤鱼不可合犬肉食之。鲫鱼不可合猴雉肉食之。一云不可合猪肝食。鳀鱼合鹿肉生食，令人筋甲缩。青鱼鲊，不可合生葫荽及生葵并麦中食之。鲔鳝不可合白犬血食之。龟肉不可合酒果子食之。鳖目凹陷者，及厌下有王字形者，不可食之。其肉不得合鸡、鸭子食之。龟、鳖肉不可合苋菜食之。虾无须，及腹下通黑，煮之反白者，不可食之。食脍，饮乳酪，令人腹中生虫为瘕。

[**鲙食之，在心胸间不化，吐复不出，速下除之，久成癥病，治之方**]

橘皮一两　大黄二两　朴硝二两

上三味，以水一大升，煮至小升，顿服即消。

[**食鲙多不消，结为癥病，治之方**]

马鞭草

上一味，捣汁饮之。或以姜叶汁饮之一升，亦消。又可服吐药吐之。

[**食鱼后食毒，两种烦乱，治之方**]

橘皮

浓煎汁服之，即解。

[**食鯸鲐鱼中毒方**]

芦根

煮汁服之，即解。

蟹目相向，足斑目赤者，不可食之。

[**食蟹中毒治之方**]

紫苏

煮汁饮之三升。紫苏子捣汁饮之，亦良。

又方：

冬瓜汁饮二升，食冬瓜亦可。

凡蟹未遇霜，多毒，其熟者乃可食之。蜘蛛落食中，有毒，勿食之。凡蜂、蝇、虫、蚁等多集食上，食之致瘘。

果实菜谷禁忌并治
第二十五

果子生食生疮。果子落地经宿,虫蚁食之者,人大忌食之。生米停留多日有损处,食之伤人。桃子多食,令人热,仍不得入水浴,令人病淋沥寒热病。杏酪不熟伤人。梅多食坏人齿。李不可多食,令人胪胀。林檎不可多食,令人百脉弱。橘柚多食,令人口爽,不知五味。梨不可多食,令人寒中,金疮、产妇,亦不宜食。樱桃、杏,多食伤筋骨。安石榴不可多食,损人肺。胡桃不可多食,令人动痰饮。生枣多食,令人热渴气胀,寒热羸瘦者,弥不可食,伤人。

[食诸果中毒治之方]

猪骨烧过

上一味,末之,水服方寸匕。亦治马肝、漏脯等毒。

木耳赤色及仰生者,勿食。菌仰卷及赤色者,不可食。

[食诸菌中毒,闷乱欲死,治之方]

人粪汁饮一升,土浆饮一二升,大豆浓煮汁饮之,服诸吐利药,并解。

食枫柱菌而哭不止,治之以前方。

误食野芋,烦毒欲死,治之以前方。其野芋根,山东人名魁芋。人种芋三年不收,亦成野芋,并杀人。

[蜀椒闭口者有毒，误食之，戟人咽喉，气病欲绝，或吐下白沫，身体痹冷，急治之方]

肉桂煎汁饮之，多饮冷水一二升，或食蒜，或饮地浆，或浓煮豉汁饮之，并解。

正月勿食生葱，令人面生游风。二月勿食蓼，伤人肾。三月勿食小蒜，伤人志性。四月、八月勿食胡荽，伤人神。五月勿食韭，令人乏气力。五月五日勿食一切生菜，发百病。六月、七月勿食茱萸，伤神气。八月、九月勿食姜，伤人神。十月勿食椒，损人心，伤心脉。十一月、十二月勿食薤，令人多涕唾。

四季勿食生葵，令人饮食不化，发百病，非但食中，药中皆不可用，深宜慎之。时病差未健，食生菜，手足必肿。夜食生菜，不利人。十月勿食被霜生菜，令人面无光，目涩心痛，腰疼，或发心疟，疟发时，手足十指爪皆青，困委。葱、韭初生芽者，食之伤人心气。饮白酒食生韭，令人病增。生葱不可共蜜食之，杀人。独颗蒜，弥忌。枣合生葱食之，令人病。生葱和雄鸡、雉、白犬肉食之，令人七窍经年流血。食糖、蜜后四日内食生葱、韭，令人心痛。夜食诸姜、蒜、葱等，伤人心。芜菁根，多食令人气胀。薤不可共牛肉作羹，食之成瘕病，韭亦然。莼多病，动痔疾。野苣不可同蜜食之，作内痔。白苣不可共酪同食，作䘌虫。黄瓜食之，发热病。葵心不可食，伤人；叶尤冷，黄背赤茎者，勿食之。胡荽久食之，令人多忘。病人不可食胡荽及黄花菜。芋不可多食，动病。妊妇食姜，令子余指。蓼多食，发心痛。蓼和生鱼食之，令人夺气，阴咳疼痛。芥菜不可共兔肉食之，成恶邪病。小蒜多食，伤人心力。

[食躁或躁方]

豉

浓煮汁饮之。

[钩吻与芹菜相似，误食之杀人，解之方] 《肘后》云：与茱萸食芹相似。

荠苨八两

上一味，水六升，煮取二升，分温二服。钩吻生地傍无他草，其茎有毛，以此别之。

[菜中有水莨菪，叶圆而光，有毒，误食之，令人狂乱，状如中风，或吐血，治之方]

甘草

煮汁服之，即解。

[春秋二时，龙带精入芹菜中，人偶食之为病。发时手背腹满，痛不可忍，各蛟龙病治之方]

硬糖二三升

上一味，日两度服之，吐出如蜥蜴三五枚，差。

[食苦瓠中毒治之方]

黎穰

煮汁，数服之，解。

扁豆，寒热者不可食之。久食小豆，令人枯燥。食大豆屑，忌噉猪肉。大麦久食，令人作癣。白黍米不可同饴蜜食，亦不可合葵食之。荞麦面多食之，令人发落。盐多食，伤人肺。食冷物，冰人齿。食热物，勿饮冷水。饮酒，食生苍耳，令人心痛。夏月大醉汗流，不得冷水洗着身，及使扇，即成病。饮酒大忌灸腹背，令人肠结。醉后勿饱食，发寒热。饮酒食猪肉，卧秫稻穰中，则发黄。食饴，多饮酒大忌。凡水及酒,照见人影动者,不可饮之。醋合酪食之,令人血痕。食白米粥,勿食生苍耳,成走疰。食甜粥已,食盐即吐。犀角筋搅饮食,沫出,及浇地坟起者,食之杀人。

[饮食中毒,烦满,治之方]

苦参三两　苦酒一升半

上二味,煮三沸,三上、三下服之,吐食出即差。或以水煮亦得。

又方:

犀角汤亦佳。

[贪食,食多不消,心腹坚满痛,治之方]

盐一升　水三升

上二味,煮令盐消,分三服,当吐出食,便差。

矾石生入腹,破人心肝,亦禁水。商陆以水服,杀人。葶苈子傅头疮,药成入脑,杀人。水银入人耳,及六畜等,皆死,以金银着耳边,水银则吐。苦练无子者,杀人。

凡诸毒,多是假毒以投,无知时宜煮甘草荠苨汁饮之。通除诸毒药。

附　遗

[**苦参汤**]方　见庞安时《伤寒总论》　狐惑证。

苦参半斤　槐白皮　狼牙根各四两

上剉，以水五升煎三升半，洗之。

[**赤小豆当归散**]方　见庞安时作一两

当归一两　《千金》作三两。

[**白虎加桂枝汤**]方　见《千金》

粳米二合　《千金》作六合，是。

[**蜀漆散**]方

蜀漆烧　《伤寒论》及《本草》俱作洗，是。

[**续命汤**]方　见《玉机微义》

川芎一两

[**甘草汤**]方　见《千金》　治肺痿涎唾多，出血，心中温温液液。《千金翼》名温液汤

甘草二两

[**桂枝去芍药加皂荚汤**]方　见《千金》

大枣十五枚

[**赤圆**]方　见《千金》

附子二两　射罔如大枣，一两　系六味。

[**乌头桂枝汤**]方　见《千金》

乌头实中者五枚，除去角　蜜作一斤

[茯苓戎盐汤]方

上三味。阙

[胶艾汤]方　见《局方》

干地黄四两

[白术散]方　见《局方》

白术　芎䓖各四分　牡蛎熬,二两

[小儿疳虫蚀齿方]

雄黄阙　葶苈阙

[治尸蹶方]

注脉证见上卷。即*第三叶问曰:寸口脉沉大而滑卒厥证一条,是也

升合分两:此经方剂,并按古法,锱铢分两,与今不同。谓如㕮咀者,即今之剉如麻豆大是也;云一升者,即今之大白盏也;云铢者,六铢为一分,即二钱半也,二十四铢为一两也;云三两者,即今之一两;云二两者,即今之六钱半也。料例大者,只合三分之一足矣。

校 勘 后 记

　　本书依原据排印的《古今医统正脉全书》本(简称医统本),参考明万历赵开美校刊《仲景全书》本(简称赵刊本)及涵芬楼藏明刊本(简称明刊本)校对。除排印的错误,均经改正,凡各书所载的脉证及处方有疑问处,则参证《脉经》、《伤寒论》及各方书,另于附表注明。

　　各书的用字,互有不同。如本书第 15 页第 4 行有:"蜀椒,炒,去汗,一两",第 38 页第 22 行有:"蜀椒,二合,去汗",第 75 页第 5 行有:"川椒……去汗",第 77 页第 11 行有:"川椒,四两,去汗",第 83 页第 3 行有:"蜀椒,三分,去汗"。这五处的"汗"字,医统本与赵刊本皆同,惟明刊本皆作"汁",今本又有作"汗"的。按《本草纲目》蜀椒条引寇宗奭《本草衍义》说:"用秦椒、蜀椒,并微炒,使出汗,乘热入竹筒中,以梗捣去里面黄壳,取红用……"。又引邵真人《经验方》等皆有川椒须炒去汗。炒出汗的说法,或系因川椒含有水分,故须先炒,似应均从"汗"字。

　　又方内所列的药品,其单位名称和分量多少,各书也互有出入。如本书第 68 页黄芩加半夏生姜汤方,医统本作"芍药一两,半夏半升,生姜三两,大枣十二个",赵刊本作"芍药二两,半夏半升,生姜三两,大枣十二枚",明刊本作"芍药三两,半夏半斤,生姜四两,大枣二十枚"。

109

第50页厚朴大黄汤方,医统本与赵刊本均作"枳实四枚",而明刊本则作"枳实四两"。又如第63页栀子大黄汤方中的大黄,医统本及赵刊本均作"一两",而明刊本作"二两"。第81页芎归胶艾汤方中,医统本及赵刊本均作"清酒三升",而明刊本作"清酒五升"等等,颇不一致,详见后表。

其他,通用的字如"藏"、"脏","贞"、"真","痹"、"痹","府"、"腑","圆"、"丸","少"、"小","姜"、"薑","甘"、"干","支"、"肢","余"、"餘","人"、"仁","大"、"太","蘗"、"柏"等,则均仍旧。

本书据医统本排印,凡与各本互有出入的字句,列表于后,以备查考。

页码	行数	原文	赵刊本	明刊本	附注
序	11	故(断)自杂病以下	故(所)自杂病以下	故(取)自杂病以下	
4	6	其目正圆者(病)不治	其目正圆者(痓)不治	其目正圆者(痓)不治	
8	5	右七味(咀㕮)	右七味(㕮咀)	同左	《伤寒论》作㕮咀
8	5	以水(一斗)	以水(七升)	以水(一升)	
9	16	每服四钱	每服四钱(匕)	同左	
10	18	附子(一)枚	附子(二)枚	同左	
11	13	瓜蒂(二七)个	瓜蒂(二十)个	瓜蒂(二七)个	
13	倒2	滑石(三)两	滑石(二)两	滑石(三)两	
14	10	半夏半(升)	同左	半夏半(斤)	
16	11	干姜(三分)	同左	干姜(二分)	
20	3	日数十(发)	日数十(后)	同左	
20	7	四药分量均作(分)	四药分量均作(钱)	同左	
20	13	已摩(疢)上	已摩(疾)上	同左	

续表

页码	行数	原文	赵刊本	明刊本	附注
23	4	重(因)疲劳汗出	重(困)疲劳汗出	同左	
24	9	(喜)盗汗也	(善)盗汗也	同左	
24	倒9	生姜(三)两	生姜(二)两	同左	《伤寒论》作三两
27	倒10	(多)唾浊沫	(时)作浊沫	同左	
34	倒7	胸痹心中痞(气)	胸痹心中痞(留)	同左	
36	倒2	并冷(冲)上气	并冷(肿)上气	同左	
39	13	发则白(津)出	发则白(汗)出	同左	
39	14	其脉沉(紧)者	其脉沉(弦)者	同左	
40	倒8	半夏(二合半)	同左	半夏二合	《伤寒论》二合半
41	1	下利不(欲)食者	下利不(饮)食者	下利不(欲饮)食者	
45	倒7	如(丸)豆	如(麻)豆	同左	
48	倒10	冷如(水)大	冷如(手)大	冷如(水)大	《脉经》作冷如(手)大
49	倒10	取(八)合	取(九)合	同左	《伤寒论》作八合
49	倒8	得快之后	得快(下)之后	同左	《伤寒论》作"得快下利后"
50	3	五味子半(升)	同左	五味子半(斤)	《伤寒论》作半升
50	倒3	枳实四(枚)	同左	枳实四(两)	
52	倒11	分(温三)服	分(三温)服	同左	
53	6	(苓)甘五味	(茯)甘五味	同左	
54	4	食即吐(蚘)	食即吐	同左	
55	倒8	右三味	同左	同左	此处似有脱误,四部备要本作"先将茯苓白术煎成入戎盐再煎分温三服"

续表

页码	行数	原文	赵刊本	明刊本	附注
59	7	色正黄如(蘗)汁	色正黄如(药)汁	同左	
60	3	此(荣)气也	此(劳)气也	同左	
62	倒9	(靖)言了	(请)言了(小)	(请)言了	
62	倒1	反(剧)为难治	反(极)为难治	同左	
63	倒7	大黄(一)两	同左	大黄(二)两	
65	5	(尺)脉浮	(夫)脉浮	同左	
65	8	病人面无(血)色	病人面无色	同左	
68	7	芍药(一)两,半夏半(升),生姜(三)两,大枣(十二个)	芍药(二)两,半夏半(升),生姜(三)两,大枣(十二枚)	芍药(三)两,半夏半(斤)、生姜(四)两,大枣(二十枚)	《伤寒论》作芍药二两,半夏半升,生姜一两半,大枣十二枚
68	倒7	附子(一枚)	同左	附子(七个)	
68	倒2	甘草(三)两,半夏半(升)	甘草(三)两,半夏半(斤)	甘草(二)两,半夏半(斤)	《伤寒论》作甘草三两,半夏半升
69	7	煮(药)取二升半	煮取二升半	同左	
70	倒10	橘皮二(斤)	同左	橘皮二(升)	
71	4	病人必微(厥)	病人必微(热)	同左	
71	倒2	厚朴(三)两	厚朴(二)两	同左	《伤寒论》作二两
72	4	赤石脂一(斤)	同左	赤石脂一(升)	《伤寒论》作一斤
72	6	热利(下重)者	热利(重下)者	同左	
72	倒6	煮取一升(二)合	同左	煮取一升(一)合	《伤寒论》作一升二合
73	倒3	干姜各(二)两	干姜各(三)两	同左	
74	2	方(六)首	同左	方(五)首	
74	倒1	(法)当亡血	(然)当亡血	同左	
75	5	除(目)及闭口(去汗)	除(目)及闭口(者汗)	除(目)及闭口(者汁)	

续表

页码	行数	原文	赵刊本	明刊本	附注
75	倒9	桔梗(二)分	同左	桔梗(一)分	
75	倒7	揉和令相得	同左	揉和以下缺	
81	倒1	清酒(三)升	同左	清酒(五)升	
82	倒3	芎劳各一(斤)	同左	芎劳各一(两)	
84	2	方(八)首	同左	方(七)首	
85	3	大黄(三)两	大黄(二)两	同左	
86	11	以水(六)升	以水(八)升	同左	
87	2	方十(四)首	同左	方十(三)首	
87	倒10	随其(实)而取之	同左	随其(假)而取之	《脉经》作"随其虚实而取之"
88	2	甘草(三)两	同左	甘草(二)两	
88	11	(痛)在关元	同左	(病)在关元	
90	倒11	以胞(系)了戾	同左	以胞(丝)了戾	《脉经》作"以胞系了戾"
90	倒2	和(合)相得	和(令)相得	同左	
92	倒7	诃梨勒	诃梨勒(煨)	诃梨勒(燥)	
94	倒5	乌梅(二七个)	乌梅(二十枚)	乌梅(二七个)	
95	4	一人摩(捋)臂胫屈伸之	同左	一人摩(拌)臂胫屈伸之	
95	6	亦勿(若)劳之	亦勿(苦)劳之	同左	
97	倒7	(勿)食之	同左	(切)食之	
97	倒2	投地尘(土)不污者	同左	投地尘(上)不污者	
98	倒4	马肝及(毛)不可妄食	同左	马肝及(尾)不可妄食	
104	3	(多)饮冷水一二升	饮冷水一二升	无此一句	
104	倒9	四日内食生葱(韭)	四日内食生葱(蒜)	同左	

页码	行数	原文	赵刊本	明刊本	附注
105	5	与茱萸食(芹)相似	同左	与茱萸食(芥)相似	
105	倒7	食大豆(屑)	食大豆(等)	同左	
106	倒1	通(除)诸毒药	同左	通诸毒药	

方剂索引